PHTISIE PULMONAIRE

CAUSES — TRAITEMENT PRÉVENTIF

Variorum.
(De divers)

On dict, et voire est, que tout édifice est œuvré
et maçonné l'ulne pierre après l'aultre.... Aussi
les sciences sont extraictes et compilées de plusieurs clercs.....

Messire Jehan FROISSARD.
(*Chroniques de France*, t. I, Prologue, p. 1.)

PAR

Louis-Joseph JANVIER,

Docteur en médecine de la Faculté de Paris,
Ancien répétiteur de Botanique,
Boursier du gouvernement d'Haïti.

PARIS

A. PARENT, IMPRIMEUR DE LA FACULTÉ DE MEDECINE

A. DAVY, successeur

31, RUE MONSIEUR-LE-PRINCE, 31

1881

PHTISIE PULMONAIRE

CAUSES — TRAITEMENT PREVENTIF

Te 77
339

Justification des tirages de luxe

	Numéros
1 exemplaire imprimé sur papier du Japon....	1
30 » » » de Hollande.	2 à 31
30 » » » Chamois....	32 à 61

N°

PHTISIE PULMONAIRE

CAUSES — TRAITEMENT PRÉVENTIF

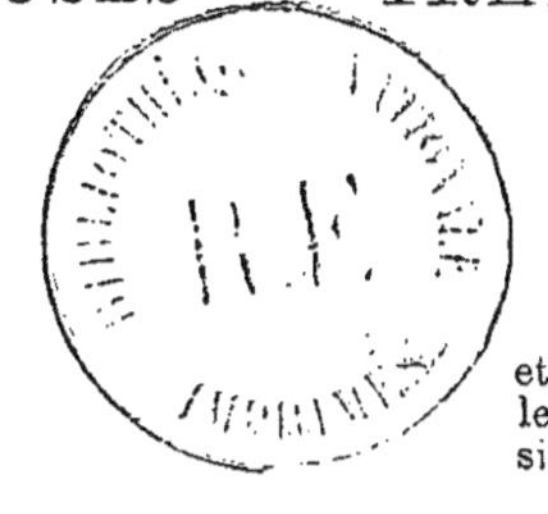

Variorum.
(De divers)

On dict, et voire est, que tout édifice est œuvré
et maçonné l'ulne pierre après l'aultre.... Aussi
les sciences sont extraictes et compilées de plusieurs clercs.....

Messire Jehan FROISSARD.
(*Chroniques de France*, t. I, Prologue, p. 1.)

PAR

Louis-Joseph JANVIER,

Docteur en médecine de la Faculté de Paris,
Ancien répétiteur de Botanique,
Boursier du gouvernement d'Haïti.

PARIS

A. PARENT, IMPRIMEUR DE LA FACULTÉ DE MEDECINE

A. DAVY, successeur

31, RUE MONSIEUR LE-PRINCE, 31

1881

A LA MÉMOIRE

DE MA MÈRE, DE MON PÈRE
ET DE MES SŒURS

.   .   .   .

Mon cœur, vivant tombeau, hanté de souvenirs...
— *Louis.* —

A M. Joseph-Henry HOGARTH,

Ancien Directeur de l'Ecole Wesleyenne,
Ancien Secrétaire de la Légation des Etats-Unis en Haïti,
Notaire du Gouvernement;

A M. Paul LOCHARD,

Ancien professeur à l'Ecole Wesleyenne,
Homme de lettres;

*Trouvez ici, mes maîtres chers, l'expression de ma vénération
la plus tendre et de mon dévouement tout filial.*

A M. LE DOCTEUR J.-B. DEHOUX,
Ancien directeur de l'Ecole de médecine,
Fondateur du Jardin botanique de Port-au-Prince ;

A M. LE DOCTEUR M. AUBRY,
Ancien médecin en chef des armées de la République,
Chevalier de la Légion d'Honneur,
Ancien directeur et directeur de l'Ecole de médecine

Etiamsi omnes, ego non.

A M. LE GÉNÉRAL J.-L. HIPPOLYTE,
Ancien inspecteur général des Douanes haïtiennes,
Ancien sénateur,
Ancien membre du Gouvernement provisoire (1876),
planteur ;

A M. Aristide TOBY,
Ancien député du peuple,
Ancien ministre de l'Instruction publique,
Ancien sénateur,
Ancien ministre de l'Intérieur et de l'Agriculture ;

A M. LE GÉNÉRAL BOISROND CANAL,
Ancien sénateur,
Ancien Président de la République haïtienne,
planteur ;

*Faible témoignage de mon inaltérable gratitude
et de mon attachement.*

A M. Fénelon DU PLESSIS,

Ancien président de la Commission centrale de l'Instruction publique,
Grand-maitre de l'Ordre maçonnique en Haïti,
Président du Conseil supérieur de l'Instruction publique ;

A M. Charles LAFORESTERIE,

Ancien Ministre-Résident d'Haïti à Paris,
Chevalier de la Légion d'Honneur,
Ministre des Finances, du Commerce et des Relations Extérieures ;

A M. Charles ARCHIN,

Ancien député du peuple,
Ancien ministre et ministre de l'Instruction publique, de la Justice
et des Cultes ;

En témoignage de ma légitime et profonde reconnaissance.

A M. Philoxène ZÉPHYR,

Étudiant en médecine;

A MM. Chéry-Hippolyte GELIN
et Dorsenne MATHON,
Étudiants en droit;

Je scays me ramentevoir.....
J'ayme mercier.

A M. Victor-Louis GILLES,

Docteur en médecine,
Ancien directeur de l'Ecole Lancastérienne

A M. Miguel BOOM,

Ingénieur de l'Ecole centrale des Arts et Manufactures de Paris,
Ancien ingénieur au ministère de l'Intérieur,
Ancien secrétaire du Conseil des ministres,
Ancien directeur de l'Ecole Polymatique,
Membre du Conseil supérieur de l'Instruction publique;

A M. Léger CAUVIN,

Avocat;

A M. Horace GUERCY,

Publiciste;

Ahora y siempre como antes.

A M. LE DOCTEUR B. BALL,

Professeur de clinique des maladies mentales à la Faculté de
médecine de Paris,
Médecin des hôpitaux,
Chevalier de la Légion d'Honneur;

A MON PRÉSIDENT DE THÈSE

M. LE DOCTEUR Michel PETER,

Professeur de pathologie interne à la Faculté de médecine de Paris,
Médecin de l'hôpital de la Pitié,
Membre de l'Académie de médecine.

A MES JEUNES COMPATRIOTES

Tolle, lege.
Prends et lis.

(Saint-Augustin.)

En tête de son livre sublime — « *Les Paroles d'un Croyant* » — le puissant Lamennais, s'adressant au peuple et désignant son livre, dit ceci : « Ce livre a été fait principalement pour vous ; c'est à vous que je l'offre. »

De même que l'illustre Breton au grand cœur pétri d'amour et débordant de fraternité, je puis dire ici — m'adressant à vous, mes chers compatriotes : — Le livre que voici, je l'ai écrit en pensant à vous.

C'est à vous qu'il doit être dédié.

C'est fait.

Prenez-le et le lisez, jeune homme ; et après que tu l'auras lu, mon frère, mon ami, raisonne-toi et réfléchis en le relisant lentement.

Tu n'auras pas à t'en repentir.

Lis — Joh — Jver.

Paris, ce 2 juillet 1881.

PRÉFACE

On pourrait peut-être se demander pourquoi au lieu de chercher entre les mille points obscurs de la médecine un sujet de thèse inaugurale, nous avons aimé mieux faire choix d'une question aussi tourmentée, aussi ressassée, aussi connue que celle de la tuberculose pulmonaire.

A cela, nous répondons, par avance, que nous avons eu plusieurs bonnes raisons d'en agir ainsi. Nous allons en donner les deux meilleures, selon nous, espérant que l'on voudra bien nous tenir quitte des autres. D'abord, par goût : l'étude de la phtisie pulmonaire nous ayant toujours occupé, toujours passionné, nous nous étions toujours promis d'apporter notre pierre à l'édifice scientifique de l'histoire de cet état pathologique. Seconde raison : La phtisie pulmonaire est la plus fréquente des maladies et la plus répandue par le monde ; c'est donc avec justes raisons que les médecins de tous les pays doivent consacrer à cette affection leurs plus grandes attentions et leurs plus sérieuses études.

Et si l'on s'étonnait que nous nous soyons permis de traiter un sujet qu'ont retourné sur toutes ses faces tant de grands maîtres, nous nous servirions pour répondre des lignes suivantes, que nous empruntons au sagace et profond observateur Ambroise Paré : « J'ay volontiers entrepris cet œuvre, combien que je sceusse avant qu'y mettre la main, que plusieurs antiens et modernes avoient traicté de ces matières : parquoy si quelques uns me vouloient

objecter, qu'en vain ay travaillé, je leur repons que si
ceux qui ont escrit après les premiers se fussent contentés
de ce qui avait été escrit avant eux, nous aurions pour le
jourd'hui peu de livres en chacun art et profession et un
très-grand déffaut de plusieurs choses nécessaires à la vie
humaine : Encore si peu que nous en aurions seroit plain
de grandes nues et obscurités, qui seroit cause que bien
des gens ne les pourroient entendre : davantage nous
sommes (comme on dict en proverbe) enfant sus les es-
paulles du géant, c'est-à-dire que nous voyons ce que nos
ancestres ont veu, et nous pouvons encore descouvrire davantage : parquoy si en cet œuvre j'ai imité les doctes qui
ont escrit devant moi les uns après les autres, ce n'a été
avec intention de dérober leurs peines, et me parer de leurs
plumes mais plutôt pour renoüveler leur labeur et vertu
et quasi les faire renaître. » (Ambroise Paré. Génération
de l'homme. Paris. 1573. Avertissement au lecteur bénévole.)

*
* *

Sublata causa, tollitur effectus. La cause enlevée, l'effet
cesse. Ce vieil adage est si connu qu'il est quelque peu dé-
modé de le citer. Nous l'avons pourtant cité, parce que notre
dissertation inaugurale n'est, pour ainsi dire, qu'un long
développement de cette pensée si brièvement exprimée.

Il est clair que si les causes de la phtisie, cette maladie
qui occasionne, à elle seule, plus de ravages que plusieurs
autres réunies, il est clair, disons-nous, que si ces causes
étaient mieux connues ou plutôt plus souvent présentes
dans les mémoires, cette affection ferait moins de victimes.

Que de jeunes gens sur lesquels leur famille fondaient
les plus brillantes espérances, ont été, au moment de l'é-

panouissement de leurs grandes facultés, prématurément
enlevés à l'affection de leurs parents !

Que de décevances, que de larmes, que de douleurs ne seraient épargnées à la pauvre humanité, si ces jeunes gens,
éclairés sur leur véritable intérêt, assagis par d'excellents
conseils, se livraient moins aux plaisirs, se laissaient moins
entraîner par la fougue de leurs passions vers une mort
trop prompte !

Le Poète a dit :

> Autour du grand banquet siège une foule avide ;
> Mais bien des conviés laissent la place vide,
> Et se lèvent avant la fin.
>
> Victor HUGO.
> (*Orientales. Fantômes*).

Ces conviés qui se lèvent avant la fin, hélas ! sont presque toujours de malheureux jeunes gens qui ont trop vite
ou trop abusé du festin de la vie.

Que d'hommes mûrs qui, oubliant les devoirs de la famille, vont boire à longs traits à la coupe des voluptés, au
mépris de la diététique et de tout bon sens et meurent phtisiques pour avoir ainsi foulé aux pieds les habitudes hygiéniques auxquelles ils s'étaient jusque-là conformés !

Que de vieillards, enfin, que de vieillards ! qui ne voulant pas comprendre que leurs jours sont comptés et qu'ils
n'en doivent user qu'avec la plus grande modération, qui
ne songeant pas qu'à chaque écart qu'ils commettent ils
font un pas double vers le tombeau, que de vieillards seraient conservés à l'affection de leurs enfants et de leurs
alliés, si au lieu de mésuser ils se contentaient d'user de
la vie !

*
* *

Nous avons cru, en étudiant les causes de la phtisie,
aborder une question qui tient autant à la médecine qu'à

l'économie d'une nation. La phtisie est une cause de dépopulation. Par elle la société, minée dans ses réserves, tombe en décadence, en sénilité. L'homme se doit conserver non seulement pour lui-même, non seulement pour sa famille, mais avant tout pour la patrie.

C'est dans cette pensée que nous avons cru devoir, pour ne pas trop rebuter le lecteur possible, — si tant est que cela le soit que nous en ayons, — ne pas adopter une forme par trop didactique, par trop dogmatique, par trop doctorale ; c'est dans cette pensée que nous avons remplacé — le plus que nous l'avons pu faire — les termes techniques pas d'autres plus à la portée des gens du monde.

Nous n'avons rien dit de nouveau. « Si vous voulez croire que vous avez inventé quelque chose ne lisez jamais rien, » a dit un ancien. D'ailleurs, d'une manière générale, — et ceci est une profession de foi, — nous sommes de ceux qui aiment à se ramentevoir... pour leur propre gouverne — ces beaux vers de Musset :

> Il faut être ignorant comme un maître d'école
> Pour se flatter de dire une seule parole
> Que quelqu'un ici-bas n'ait pu dire avant vous.
> . . . .

A. DE MUSSET.
(*Namouna*. Chant II).

Nous savons parfaitement qu'il est encore en médecine bien des questions controversées sur lesquelles il faudrait faire le jour, bien des points obscurs à éclaircir, bien des lacunes à combler, bien de nouveaux horizons à découvrir, encore que les esprits éminents qui illuminent la science actuelle en aient beaucoup éclairci, beaucoup comblé, beaucoup découvert.

Mais en dehors de ces esprits éminents, de ces Nordens-
kiold de la médecine, de ces princes de la science, mûris
par plusieurs lustres d'incessants labeurs et de pensers profonds, qui peut bien se flatter d'avoir fait le jour sur une
question quelconque, de quelque nature qu'elle soit ?

C'est aux autres de juger. Et bien souvent les juges se
trompent. L'erreur est tant humaine.

Nous n'avons rien dit de nouveau parce que le sujet que
nous avons eu à traiter — et ici nous le répétons — est un
de ces sujets travaillés, rebattus, creusés de longue haleine
et de main de maître. Nous n'avons eu qu'à adopter, qu'à
glaner et quelquefois à cueillir.

Ce n'est pas dans le but vain de faire étalage d'érudition
que nous avons cité tant d'auteurs divers. C'est dans celui
de donner plus de force à notre argumentation que nous
avons tenu à faire suivre chacun de nos dires des témoignages les plus autorisés. Nous avons voulu surtout que
nos conseils, — pour avoir plus d'autorité, plus de poids,
pour être mieux suivis, — fussent corroborés et sanctionnés
par les plus grands noms de la science.

Montaigne, dans le cours de ses Essais, dit en parlant
de son livre : « ... Quelqu'un pourroit dire de moy, que
j'ay seulement faict icy un amas de fleurs estrangières, n'y
ayant fourny du mien que le filet à les lier. » (Montaigne
édit. Charpentier, t. IV, 233.)

On en pourrait dire autant de nous, — si tant est que
l'on puisse aux grands comparer les petits. — Le plus souvent — nous l'avouons en toute sincérité et modestie —
nous n'avons pas même eu besoin de fournir le filet.

Si nous avons ajouté quelques considérations qui soient
nôtres, c'est que, ayant acquis depuis longtemps les connaissances qui nous ont permis de le faire et nous les

ayant pour ainsi dire assimilées, nous ne pouvions plus restituer les premières aux auteurs dans lesquels nous avions puisé les dernières : mais nous nous hâtons de le dire pour que l'on voie bien que nous sommes loyal, et ne craignons rien tant que d'être soupçonné de plagiat. Nous aimons rendre à César ce qui est à César.

Aussi ne messied-il pas et nous plaît-il infiniment même de dire que nous avons surtout fait de larges emprunts aux livres de MM. Bouchardat, Damaschino et Peter, publiés sur la matière qui nous occupe. Ce sont des maîtres ; et il vaut mieux se présenter à l'abri de leurs ailes puissantes et protectrices plutôt que de faire montre de suffisance, de vanité... et de mauvaise foi — en déclarant siennes les idées qui appartiennent aux autres.

L'aiglon qui ne sait pas encore voler se laisse bien conduire par l'aigle, son père.

* *
*

Notre étude sur la Tuberculose comprend deux parties bien distinctes l'une de l'autre : Les Causes, — La Prophylaxie. Elles sont précédées d'un court résumé, consacré à l'exposé de la maladie, au point de vue de son histoire doctrinale.

Nous avons divisé les Causes en trois grandes classes : *Causes Externes;* — *Causes Internes ;* — *Causes Pathologiques.*

Pour la commodité et l'intelligence de l'exposition des Causes Externes, nous avons admis les subdivisions suivantes, qui correspondent à autant de sous chapitres différents : *Climats ;* — *Races ;* — *Alimentation ;* — *Professions ;* — *Contagion ;* — *Abus des Plaisirs Vénériens ;* — *Influences Morales Dépressives ;* — *Insuffisance de Vête-*

ments; — *Influence de l'Habitation ;* — *Air Confiné ;* — *Défaut d'Exercice ;* — *Travail Corporel Exagéré.*

Pour mieux étudier les Causes Internes, nous avons adopté les titres de chapitres suivants : *Age;* — *Sexe ;* — *Tempérament ;* — *Constitution ;* — *Hérédité.*

Les Causes Pathologiques ont été groupées et analysées rapidement dans un seul chapitre.

La seconde partie est consacrée à la *Prophylaxie,* c'est-à-dire au *Traitement Préventif* de la maladie.

Notre article sur la *Propylaxie* de la tuberculose n'est, au fond, qu'une longue consultation médicale, rédigée dans le but de servir à un long traitement qui commence avec la naissance et finit vers 35 ans.

Nous l'avons divisé en quatre chapitres correspondant aux quatre premières divisions hygiéniques de l'âge, faites d'après Hallé, le grand diététiste.

Dans chaque de ces sections ou chapitres, nous étudions — à tous les points de vue — la prophylactique que doit suivre le prédisposé à la tuberculose à ces divers âges de la vie.

Voici les titres des susdites sections :

Première enfance (Infantia) de 1 à 7 ans.

Deuxième enfance (Pueritia) de 7 à 15 ans.

Adolescence ou Puberté de 15 à 25 ans.

Virilité croissante de 25 à 35 ans.

*

Nous saisissons cette occasion opportune ou jamais de remercier ici nos maîtres pour les enseignements que nous avons puisés tant dans leurs cours que dans leur service hospitalier et dans leurs livres. Ici, viennent se placer sous notre plume les noms vénérés de Chauffard, de Broca, de

MM. Gosselin, Verneuil, Depaul, Lasègue, Potin, Jaccoud, Pozzi, Chantreuil et Cuffer. Le souvenir de M. le professeur Ball, pour qui nous nourrissons la plus sincère affection et la plus profonde estime, ne sortira jamais de notre cœur.

A M. le professeur Peter, dont nous avons été l'élève assidu pendant plus d'un an, — le professeur étant aussi fin diseur que savant, et l'homme étant un charmeur, — nous venons offrir respectueusement l'hommage de notre plus haute admiration et de notre plus sincère reconnaissance. Qu'il le daigne bienveillament accueillir.

Nous remercions encore M. le professeur Peter de l'honneur grand qu'il nous fait de bien vouloir accepter la présidence de notre thèse.

Ce nous est une délectation à nulle autre pareille de dire ici à M. le Dr Dehoux et à M. le Dr Aubry, nos deux principaux maîtres à l'École de médecine de Port-au-Prince, tout ce que notre cœur leur garde de gratitude et de sympathie. Nous espérons d'ailleurs — Dieu aidant — avoir l'occasion et le bonheur de le leur prouver.

Que trouverons-nous maintenant à dire à ceux qui, du plus loin que nous nous connaissons, ont pris soin de notre enfance, qui formèrent notre jeune âme et apprirent à penser à notre jeune intelligence ; à ceux qui étouffèrent en nous les mauvaises passions et firent éclore à leur place les bonnes, et parmi celles-ci le noble amour de la science ?

Que leur dirons-nous à ceux-là qui, dès nos plus jeunes années, nous ont donné des livres, nous ont dirigé, nous ont guidé et qui, jusqu'à ce jour, ne nous ont jamais marchandé leurs conseils, leurs encouragements et leurs consolations. A ceux-là, à MM. Joseph-Henry Hogarth et Paul Lochard, nous ne trouvons aucun terme assez fort, assez grand, assez large pour exprimer ce que nous ressentons

pour eux. Nous ne leur disons que ce seul mot castillan :
« *Siempre* ». Ce sont des délicats. Ils comprendront.

*
* *

« On peut exiger beaucoup de celui qui devient auteur
pour acquérir de la gloire, ou par un motif d'intérêt, mais
celui qui n'écrit que pour satisfaire à un devoir dont il ne
peut se dispenser, à une obligation qui lui est imposée, a
sans doute de grands droits à l'indulgence de ses lecteurs. »
(La Bruyère. *Caractères*.)

C'est derrière cette phrase de La Bruyère que nous nous
retranchons pour humblement prier le lecteur bénévole de
bien vouloir nous pardonner les incorrections et les redites. Les incorrections, parce que nous sommes un no-
vice, un débutant ; les redites, parce qu'elles sont quelquefois nécessaires et qu'il est certaines choses que l'on ne
doit jamais se lasser de redire.

Et puis, vois-tu, cher lecteur ami, cette thèse, nous te le
disons franchement, n'est qu'une longue redite. Nous l'a-
vons pensée et écrite avec amour, nous disant ceci : Si un
jour, un adolescent entre les mains duquel cette thèse serait tombée, après l'avoir lue et comprise, se mettant à
faire l'application des règles d'hygiène que nous y avons
consignées, échappait par ainsi à la phtisie à laquelle il
était prédisposé, de par le fait de ses parents ou de par son
genre de vie antérieur, si pareille chose arrivait, ce serait
la plus douce et la meilleure des récompenses qu'obtien-
drait celui qui écrit ces lignes, car il aurait atteint au but
qu'il s'est proposé : *Diminuer, ne fût-ce que d'un seul, le
nombre des phtisiques à venir*.

Veuille Dieu qu'il en soit ainsi.

Paris, juin 1881.

PHTISIE PULMONAIRE

CAUSES — TRAITEMENT PRÉVENTIF

> Variorum.
> (De divers).
> On dict, et voire est, que tout édifice est œuvré maçonné l'ulne pierre après l'aultre..... Aussi les sciences sont extraictes et compilées de plusieurs clercs.. .
>
> Messire Jehan FROISSART.
> (*Chroniques de France*, t. 1. Prologue, p. 1.)

HISTORIQUE.

I

La phtisie pulmonaire (1) est aussi ancienne que le genre humain (2).

---

(1) Nous avons cru devoir adopter la nouvelle orthographe du mot « phtisie » admise et sanctionnée par l'Académie française.

« Dans les mots tirés du grec, elle (l'Académie) supprime presque « toujours une des lettres étymologiques quand cette lettre ne se pro- « nonce pas ; elle écrit phtisie, rythme et non phthisie, rhythme. » Préface de la 7e édition du Dictionnaire de l'Académie, 1877, p. XI.

En effet, plus loin, le Dictionnaire de l'Académie porte ceci : phtisie, terme de médecine, etc., t. II. p. 412, col. I. »

(2) Monneret. Pathologie médicale, t. II, 1868, p. 377.

« Les médecins de tous les temps ont fait une étude particulière de cette maladie, mais il ne l'ont pas traitée avec un égal succès.

« Les anciens, sans avoir égard aux diverses causes qui en rendent les commencements si différents, et qui exigent alors des traitements si variés, n'en ont parlé que d'une manière générale.

« Leur méthode a été suivie pendant plusieurs siècles ; ce qui fait qu'au lieu de répandre de nouvelles lumières, les écrivains n'ont fait successivement qu'augmenter la confusion et l'incertitude, soit relativement à la connaissance, soit relativement au traitement de la maladie (3).

Rien n'est plus vrai que ces paroles que nous empruntons à l'illustre Portal, et qui pourraient servir d'épigraphe à notre travail.

Dès les temps les plus reculés, nous voyons les médecins s'occuper de l'étude de la phtisie pulmonaire, mais ce n'est véritablement que depuis le commencement de ce siècle que nous possédons sur cette maladie des données précises et réellement scientifiques.

Au point de vue des doctrines médicales, l'histoire de la phtisie pourrait être divisée en quatres périodes bien tranchées :

La première période est celle des médecins de l'antiquité. Voici, d'après M. Peter, quelle était l'idée qu'Hippocrate se faisait de la phtisie pulmonaire.

Nous citons: « Quant à la phtisie pulmonaire, rien de plus simple à comprendre pour Hippocrate : le phlegma et la bile se concentrent dans le poumon et s'y corrompent (de-

---

(3) Portal. Observations sur la phthisie. Paris, 1809. Introduction, p. XXVI.

viennent purulents) ; si la masse mûrit, il survient une douleur très vive, de la fièvre et de la toux ; les phymata
crèvent, le pus se vide et il est évacué par les crachats.
Cette évacuation est-elle complète, la cavité restée vide
s'affaisse et se cicatrise. Mais si la cavité ne se vide pas
complètement, du nouveau phlegma arrive des autres cavités, de la tête comme du ventre, dans le phyma qui le
change constamment en pus et le malade périt de flux intestinal. » (Peter. Tuberculisation en général, page 6. Thèse
d'agrégation, 1866.

« Qui ne voit là, ajoute mon savant maître, l'explication
théorique des accidents les plus importants de la tuberculisation pulmonaire : expectoration purulente, formation
des cavernes, leur cicatrisation possible ; au cas contraire,
continuité de la sécrétion purulente, hectisie, diarrhée col-
liquative et mort ?

« Supprimez l'idée tout hypothétique de ce phlegma
qui vient de toutes parts converger vers le phyma, et ne
considérez que la description, n'y a-t-il pas là une remarquable vue d'ensemble et un tableau assez exact de la
phthisie pulmonaire ? » (Peter, eodem loco.)

En plusieurs autres points de ses Œuvres, l'immortel
vieillard de Cos fait mention de la phtisie.

« L'automne est fâcheux pour les malades atteints de
consomption, » a-t-il dit, le premier.

« Aphorisme 8. Section IV. N'évacuez, dit-il, qu'avec cir-
conspection par le haut les personnes disposées à la phtisie.

« Aphorisme 9. Section V. La phthisie survient surtout
aux âges de 18 à 35 ans.

« Aphorisme 18. Section V. Ceux qui sont affectés d'emphysème à la suite d'une pleurésie guérissent, si la poitrine

se purge dans les quarante jours, à partir de celui de la rupture, sinon ils tournent à la phthisie. » (Hipp., trad. Littré, tome IV.)

Celse fut celui qui introduisit le terme de « tubercule » dans le langage médical. Mais, pour Celse, toute petite tumeur est un tubercule ; ainsi des lipomes, des tumeurs osseuses, des condylomes, des furoncles reçurent de lui le nom de tubercules.

« Une fois introduit dans la langue de la médecine, ce mot, dit Peter, devait faire son chemin. Les traducteurs les plus anciens d'Hippocrate s'en servirent pour rendre l'expression grecque (φίμα, phyma) par laquelle Hippocrate désignait surtout les abcès froids et quelquefois les abcès chauds et même les furoncles. Et voilà comment, par une singulière inadvertance, prenant le mot pour la chose, on a fait à Hippocrate l'honneur de lui attribuer la connaissance de l'état anatomique que nous désignons aujourd'hui sous le nom de tubercule et de l'affection que nous nommons tuberculose. » (Peter, Tuberculisation en général, page 1.)

Au premier siècle de notre ère, Arétée, de Cappadoce (1), donne déjà une description exacte du facies des phtisiques.

Galien, Oribase, Cœlius-Aurelianus, Aëtius, Alexandre de Tralles, Paul d'Egine, etc., enfin presque tous les écrivains de l'antiquité, grecs et latins, font en passant quelques considérations générales sur la maladie qui nous occupe et qui, quelquefois, la touchent d'assez près.

Il est vrai de dire que dans toute cette première phase, que nous appellerons, avec M. Peter, phase hippocratique,

---

(1) Artée. Artis medicæ principes, 1517, chap. VIII, p. 26. Edition Henri Estienne.

l'on n'a eu, en somme, que de vagues notions sur la tuberculisation proprement dite.

II

Tout le monde sait que, pendant une grande partie du
Moyen-Age, la science médicale ne fut presque plus cultivée
que par les Arabes. Nous avons peu de données sur les
opinions des arabistes concernant la tuberculose. Rhazès,
Avicenne, Avenzoar, Averrhoës, etc., n'en font mention
dans leurs livres que presque incidemment.

De longs siècles s'écoulèrent pendant lesquels la science
fut quasi-muette.

Le Moyen-Age passa.

Jusqu'à la fin du siècle dernier, et pour tous les rares
médecins qui écrivirent entre la chute du Bas-Empire et
le xviiᵉ siècle, l'histoire de la phtisie pulmonaire est intimement liée à celle de la scrofule.

Avec la seconde moitié du xviiᵉ siècle on recommença
d'étudier la phtisie pulmonaire. C'est de ce moment que
commence, à proprement parler, la seconde phase de l'histoire doctrinale de la maladie.

Les premières données cliniques et anatomo-pathologiques précises sur l'affection tuberculeuse du poumon
remontent à 1656. Elles sont dues à Félix Plater (1) et à
Bénédictus Bennett (2).

Peu après, Théophile Bonet (3)consigna, dans plusieurs

---

(1) Félix Plater. 1656, in-4, t. III, p. 474 à 486.

(2) Bénédictus Bennett. Tabidorum Theatrum. Londres, 1656, in-8
et 1665, in-12.

(3) Théophile Bonet. Sepulchretum, 1679, 2 vol. in-fol.

observations, les lésions qu'il avait trouvées à l'autopsie de phtisiques.

Bonet, et avec lui les auteurs du xviiie siècle, Frédéric Hoffmann (1), Lieutaud (2) et Stark (3), avaient pratiqué de nombreuses autopsies.

Boërhave, Morgagni et Van Swieten, dès le commencement du xviiie siècle, s'occupérent aussi de cette maladie, mais sans élargir notablement le cadre de sa description.

Morgagni n'a point fait autant pour la Phtisiologie que pour l'étude des autres parties de la science médicale qu'il a entreprise. Croyant à la contagion de la phtisie, il redoutait les examens cadavériques. Aussi la description qu'il en donne est-elle relativement incomplète (4).

Tous les auteurs du xviiie siècle, se fondant sur les influences causales qui avaient engendré la maladie, admettaient les étiologies les plus hypothétiques. C'est ainsi que Morton (5) reconnaissait 16 espèces de phtisie, que Sauvages (6) en décrivait 20, et Portal (7) 14.

Morton rattachait les tubercules du poumon à la phtisie scrofuleuse, et il signalait la coïncidence de la maladie pulmonaire avec le gonflement des glandes tégumentaires. Dans sa « Phtisiologie, » Morton a réuni et résumé toutes les opinions, toutes les doctrines, toutes les théories médicales qui avaient cours à l'époque où il vivait.

---

(1) Frédéric Hoffmann. Opera omnia. Genevæ édit. Tourdes. 1748.

(2) Lieutaud. Précis de médecine pratique, 1776, t. I.

(3) Stark. London Medical Communications, 1748, t. I, p. 321.

(4) Morgagni. Des crachats de sang et des crachats purulents et sordides. Edit. de l'Encyclopédie, xiiie lettre, t. I, 1837, p. 519-542.

(5) Morton. Opera omnia. Genevæ, 1737.

(6) Sauvages. Nosologia methodica. Genevæ, 1763, in-8, 3 vol.

(7) Portal. Observations sur la nature et le traitement de la phthisie pulmonaire. Paris, 1792, 2 vol. in-8.

En 1809 , Portal , dans l'introduction de la deuxième édition de son livre, disait ceci : « Les savants médecins Fernel, Sennert, Lazarre Rivière, Hoffmann, Van Swieten, Lieutaud qui ont parlé de la phthisie pulmonaire dans leurs traités généraux ne l'ont fait que d'une manière sommaire. Ils n'ont dans leurs ouvrages que des principes vagues dont l'application devenait nécessairement indéterminée. C'est à Morton, à Cullen, à Sauvages, etc., qu'on doit les observations importantes sur les différences de cette maladie (1). »

Aussi, de même que le nom d'Hippocrate domine la première phase de l'étude de la phtisie, de même le nom de Morton doit en dominer la deuxième.

III

La troisième phase s'annonce avec Portal, qui, le premier, entrevoit une vérité doctrinale. Pour Portal, les tumeurs glanduleuses du poumon, bien que toujours de nature scrofuleuse, peuvent exister sans scrofule tégumentaire. « Tel est, dit Peter, à qui nous empruntons nos renseignements, le premier germe de la séparation de la tuberculisation d'avec la scrofule. »

Frédéric Hoffmann et surtout Hufeland avaient déjà insisté sur la nature stéatomateuse des productions scrofuleuses : c'est ainsi que la phtisie tuberculeuse commença à devenir indépendante de la phtisie scrofuleuse.

Mais c'est à Baillie que l'honneur revient d'avoir décrit isolément, abstraction faite des scrofules, les tubercules pulmonaires , et c'est lui qui prépare définitivement la troisième phase de l'histoire du tubercule.

---

(1) Portal, 1809. Paris, 2 vol.

Peu après Baillie, Vetter (1), de Vienne, ne décrit plus que quatre variétés de phtisie pulmonaire. « Il y avait là, dit Peter, un véritable progrès nosologique. »

Il ne faut citer que pour mémoire les noms de ceux qui, vers le même temps, ont écrit sur le même sujet, tels que : Dupré de Lisle (2), Rauline (3), Baumès (4), Brioude (5) et Bonnafoux de Malet (6).

Enfin Bayle vint. La troisième période est désormais affirmée. C'est celle de Bayle et de Laënnec.

Dès lors le tubercule est nettement et décidément distingué de la scrofule (Peter.)

Les travaux d'un ordre supérieur commencèrent avec Bayle. Dans son traité paru en 1810 (7), il reconnaît six formes de phtisie : formes tuberculeuse, granuleuse, mélanique, ulcéreuse, calculeuse, cancéreuse. Il rattache ces formes à des lésions distinctes et matérielles du poumon reconnues après autopsie.

La classification de Bayle était encore défectueuse, car elle comprenait sous des noms différents des variétés d'une même altération.

En outre, Bayle rapprochait des lésions dissemblables qui n'avaient d'autre rapport entre elles que d'affecter le même organe : telles étaient les phtisies ulcéreuse et cancéreuse.

---

(1) Vetter. Aphorismes sur l'anatomie pathologique. Vienne, 1803.

(2) Dupré de Lisle. Traité des maladies de la poitrine connues sous le nom de phthisie pulmonaire. Paris 1769, in-12.

(3) Rauline. Traité de la phthisie pulmonaire, 1784. Paris.

(4) Baumès. Traité de la phthisie pulmonaire. Paris, 1805.

(5) Brioude, Traité de la phthisie pulmonaire. Paris, an XI, 2 vol.

(6) De Bonafoux de Malet. Traité de la phthisie pulmonaire. Paris, 1804.

(7) Bayle. Recherches sur la phthisie pulmonaire. Paris, 1810.

On doit à Laënnec la plus grande partie des progrès qu'a faits l'histoire de la maladie sous le triple rapport des causes, des symptômes et des lésions cadavériques.

Laënnec, le père de l'anatomie pathologique, ne reconnaît presque plus qu'une seule espèce de phtisie : c'est la phtisie tuberculeuse. Il n'admet presqu'aucune autre cause de la phtisie que la présence du tubercule et son développement dans le poumon.

L'illustre inventeur de la méthode d'Auscultation n'a peut-être eu qu'un tort : celui d'admettre l'existence d'une phtisie nerveuse. (Damaschino, Thèse d'agrégation, 1872.)

Avec l'ingénieux professeur du Collège de France, les connaissances et les travaux sur la tuberculose pulmonaire prirent un nouvel essor.

Ceux qui ont le plus pris part à ce mouvement dans la première moitié de ce siècle sont : Laënnec (1), Louis (2), Andral (3).

Louis, d'abord, et Andral, ensuite, réservent exclusivement le nom de phtisie pour désigner une maladie dans laquelle le dépérissement est symptomatique de la présence de tubercules dans le tissu pulmonaire.

Broussais (4) combattit les idées de Laënnec. Pour Broussais le tubercule n'est qu'un mode particulier d'inflammation des poumons. Il admet que c'est l'inflammation des capillaires lymphatiques qui produit la tuberculisation.

---

(1) Laënnec. De l'auscultation médiate. Paris, 1819.

(2) Louis. Recherches anatomo-pathologiques sur la phthisie. Paris, 1825.

(3) Andral. Clinique, t. III, 1826, 4ᵉ édition, p. 185.

(4) Broussais Histoire des phlegmasies chroniques, 4ᵉ édition. Paris, 1826, t. II.

Broussais empruntait ainsi les idées de Baglivi, de Max Stoll et de Richard Mead, en particulier, qui plaçaient les tubercules dans le système lymphatique et les regardaient comme des glandes lymphatiques scrofuleuses.

Louis, observateur rigoureux, se rangea aux opinions de Laënnec (1). C'est dans ce livre qu'il formula les deux lois, dites lois de Louis, ainsi conçues : 1° Les tubercules siègent primitivement au sommet des poumons, et ils y sont toujours plus anciens qu'à la base ; 2° il n'y a pas d'organe atteint de tubercules sans que le poumon ne le soit lui-même.

Andral, dans sa Clinique médicale, recommençait le travail de Laënnec, le corrigeait et l'augmentait.

Comme Broussais, Andral faisait jouer un grand rôle aux bronchites, aux laryngites et aux congestions du poumon dans la production de la phtisie.

Cruveilhier (2), publiant vers cette époque ses premeirs travaux, émettait cette opinion : « que, avant que le tubercule se présentât comme corps dur, on pouvait saisir dans son existence une période pendant laquelle ce tubercule était liquide et à l'état de pus. »

Bouillaud (3) enrichit la science de nouvelles observations et se rangea à l'opinion de Broussais, considérant la phtisie comme une inflammation chronique.

Nathalis Guyot vint préciser le mode de début des granulations miliaires, leur siège au-dessous de la membrane muqueuse des plus fines divisions bronchiques, leur ulcé-

---

(1) Louis. Loco citato.

(2) Cruveilhier. Traité d'anatomie pathologique générale, tome IV, p.185.

(3) Bouillaud. Clinique médicale, 1837, t. III.

ration, point de départ des excavations caverneuses et indiquer la disposition nouvelle que prenaient les vaisseaux du poumon chez un tuberculeux.

A l'étranger, et simultanément, Schroder Van der Kolk, à Amsterdam (1826), Delmazonne à Turin (1826), et Becker à Berlin (1826), publiaient de nombreux et importants travaux sur la même affection.

En moins de trente ans, avec les grands travaux de Bayle, de Laënnec, de Louis, d'Andral, de Broussais et de Bouillaud, l'histoire de la tuberculisation s'était présentée sous un jour nouveau et avait fait plus de progrès que depuis les premiers âges de la médecine.

« Seuls, depuis Bayle et Laënnec, quelques esprits retardataires, dit M. Peter, plus frappés par les analogies que par les dissemblances, croient encore que la scrofule et la tuberculisation sont une même chose. La lumière est faite et l'immense majorité des médecins admettent la différence de nature de ces deux affections. » (M. Peter, Tuberculisation en général.)

Ici s'arrête l'histoire de la troisième phase de l'étude de la tuberculose. Laënnec est la grande figure qui domine cette période.

IV

La quatrième période est celle du microscope. C'est la période contemporaine.

L'application du microscope aux recherches d'anatomie patologique devait jeter un grand jour sur l'histogenèse des tubercules.

En 1844, Lebert (1) émit l'opinion de l'hétéromorphisme des éléments spéciaux des tubercules qu'il appela corpuscules ou globules tuberculeux. »

« Aujourd'hui, disent MM. Hérard et Cornil (2), les idées de Lebert ne sont plus admises ; elles appartiennent à l'histoire des erreurs d'une science è ses débuts.

Dans sa Pathologie cellulaire, Virchow (3) démontra et prouva ce fait d'une façon incontestable : que les corpuscules tuberculeux n'étaient autres que des noyaux granuleux et déformés des cellules du tissu conjonctif interstitiel ou des fragments de cellules épithéliales du poumon en dégénération granulo-graisseuse.

« Cette opinion a été sanctionnée par M. Robin et c'est celle actuellement reçue par les histologistes des deux côtés du Rhin. » (Hérard et Cornil. Phthisie pulmonaire. Paris, 1867. Introduction historique.

Dans ces temps derniers de nombreux et savants documents, tant au point de vue de la géographie médicale qu'au point de vue de l'hygiène prophylactique, sont venus compléter les études déjà entreprises en si grand nombre sur la phtisie pulmonaire.

C'est ici le moment — pour ne parler que des ouvrages spéciaux — de citer les travaux de Boudin (4), de MM. Ber-

---

(1) Lebert. Compte-rendu hebdomadaire des séances de l'Académie des sciences, 4 mars 1844.

(2) Hérard et Cornil. Phthisie pulmonaire. Introduction historique, p. 18.

(3) Virchow. Pathologie cellulaire. Traduction de M. Picard, 1861. Leçon XX

(4) Boudin Traité de géographie et de statistique générale. Paris, 1875.

tillon (1), Fonssagrives (2), Pidoux (3), Hérard et Cornil, Villemin (4) et Peter (5).

On peut encore ajouter les thèses de MM. Leudet (6), Perroux (7), Beauclair (8) et Gialussi (9).

Mais il est dû une mention particulière à M. le professeur Bouchardat (10), qui a écrit, en 1861, sur l'étiologie et la prophylaxie de la tuberculose un travail admirable.

Cest M. Bouchardat qui, le premier, mit en avant, en faisant l'étude des causes de la phtisie, la théorie de la misère physiologique.

Depuis, toujours avec une autorité et un talent égaux, l'éminent professeur a développé et continue d'exposer dans ses Cours d'Hygiène cette théorie aussi vraie que séduisante et facile à saisir.

Dans la thèse de concours de M. Damaschino, aujourd'hui professeur agrégé de cette Faculté, thèse présentée et soutenue en 1872, l'auteur a réuni les opinions d'un grand

---

(1) Bertillon. Etudes statistiques de géographie pathologiq. In Annales d'hygiène. Paris, 1862.

(2) Fonssagrives. Thérapeutique de la phthisie. Paris, 1866.

(3) Pidoux. Etudes générales et pratiques sur la phthisie. Paris, 1873.

(4) Villemin. Du tubercule. Paris, 1861.

       Id.   De la prophylaxie de la phthisie pulmonaire. Union méd., 1868.

       Id.   Etude sur la tuberculose. Paris, 1869.

(5) Peter. De la tuberculisation en général. Paris, 1866.

(6) Leudet. Thèse de Paris, 1851.

(7) Perroux. De la tuberculose, 1861.

(8) Beauclair. Sur la pathogenèse et la prophlyaxie de la tuberculose. Paris, 1874.

(9) Gialussi. Des différentes causes de la phymatose pulmonaire. Paris, 1869.

(10) Bouchardat. Supplément à l'Annuaire de thérapeutique pour 1861.

nombre de savants médecins et les a critiquées d'une façon aussi judicieuse que courtoise et approfondie (1).

En 1874, M. le professeur Jaccoud (clinique de l'hôpital Lariboisière) déclare admettre la dualité de la phtisie pulmonaire.

Pour le docte clinicien de l'hôpital Lariboisière, il existe une phtisie tuberculeuse et une phtisie non tuberculeuse Voici le résumé de l'enseignement de M. Jaccoud : « La maladie appelée phtisie pulmonaire est liée tantôt à la tuberculose ou granulose chronique, tantôt à des pneumonies à évolution caséeuse sans granulations initiales. Cette doctrine que l'on attribue à tort à Niemeyer peut, à la rigueur, être reportée jusqu'à Baillie et Vetter ; mais en tout cas elle appartient à Graves, dont la pneumonie et la bronchite consomptives ont été injustemeut oubliées, après quoi il convient encore de retenir l'euseignement d'Addison, de Turnbull et de Virchow. Cette opinion mixte me paraît rallier aujourd'hui le plus grand nombre des observateurs, mais la fréquence relative des deux espèces de phthisie n'est point encore établie ; les uns admettent une fréquence à peu près égale, les autres parmi lesquels Slavjansky, Sangalli, Somma et moi-même considèrent la phthisie pneumonique comme étant de beaucoup plus commune (2). » C'est là la dernière opinion doctrinale.

Mon excellent maître, l'érudit professeur Peter, dans un ivre aussi consciencieux qu'original, aussi mûr par le fond qu'élégant dans la forme, vient de prouver par nombre de faits habilement rassemblés et éloquemment exposés, que la tuberculose n'amenaitpas nécessairement la phtisie à sa

---

(1) Damaschino. Etiologie de la tuberculose. Paris, 1872.
(2) Jaccoud. Clinique de l'hôpital Lariboisière. Paris, 1874.

suite, et, qu'en un mot, la maladie pouvait être guérie ou tout au moins enrayée dans sa marche, si elle était traitée dès son début et si le malade était intelligemment soigné.

« Le tubercule, y est-il dit, n'est pas la tuberculisation ; la tuberculisation n'est pas la phthisie (1). »

Nous partageons pleinement et sans restriction aucune les vues ingénieuses de l'éminent professeur de pathologie de cette puissante Faculté, du praticien consommé de l'hôpital de la Pitié, et nous n'avons nul doute qu'il sorte un grand bien pour l'humanité de son livre aussi fertile que fécond en renseignements précieux. (2)

---

(1) Peter. Leçons de clinique médicale, t. II. Paris. 1879, chez Asselin. 38e leçon.

(2) Ces lignes étaient déjà écrites depuis un an lorsqu'il a paru les nouvelles leçons de M. le professeur Jaccoud sur la phtisie pulmonaire. Leçons faites à l'Ecole de médecine pendant le semestre d'hiver de 1880-1881 et réunies sous ce titre : *Curabilité et traitement de la phthisie pulmonaire.* Citer un livre de ce puissant maître, c'est en faire l'éloge : il ne peut être que profond, original... excellent.

CHAPITRE I

Causes externes. — Influences hygiéniques.

Les conditions de milieu, d'habitat et de genre de vie qui peuvent prédisposer à la tuberculose pulmonaire sont multiples et diverses.

Une foule de questions qui se touchent les unes aux autres viennent se présenter à l'esprit de celui qui veut entreprendre l'étude de ces conditions et de leur influence, et la rendent très compliquée.

Toutes ces influences causales sont presqu'au même degré concourantes à la maladie — si nous pouvons ainsi parler. Assigner la première place à l'une plutôt qu'à l'autre est chose excessivement difficile.

Aussi s'arrête-t-on longtemps indécis au milieu de cet enchevêtrement, de ce fouillis de questions connexes entre elles avant de se décider à aborder l'une d'elles.

Mais enfin il faut se décider.

Tont bien considéré, nous allons nous occuper en première ligne des actions météorologiques et géologiques qui peuvent — à la continue — déterminer finalement l'éclosion de la tuberculose.

Et sans davantage préambuler, nous entrons eu matière par un rapide coup d'œil sur les influences climatériques.

Climats.

L'étude de la phtisie pulmonaire soulève aux points de vue géographique et statistique un grand nombre de questions scientifiques de la plus haute importance.

C'est un fait admis par tous les médecins que l'influence du climat joue un grand rôle dans la prédisposition à la tuberculose, mais il est incontestable aussi que les influences locales ou de localité dominent constamment cette question.

L'influence du climat est toujours intimement unie à celles de l'agglomération des populations ou de leur dissémination, de l'habitation, du genre de travail et même de la situation sociale.—Il n'est pas facile de faire la part du rôle joué dans la production de la maladie par chacune de ces causes, toutes étant contingentes entre elles.

D'ailleurs, en ce qui concerne les pays éloignés des centres de lumière, les documents d'une valeur scientifique réelle font presque toujours défaut lorsqu'ils ne sont pas contradictoires ; la plupart du temps on est forcé de s'en tenir à des témoignages qui, pour ne pas être complètement récusables, sont pourtant sujets à caution, n'étant articulés que par des personnes étrangères à la science médicale.

Toutefois nous allons essayer de résumer ici ce que pensent les maîtres de cette question, aux divers points de vue si compliqués de la latitude, de l'altitude, du degré d'humidité, de la constitution géologique du sol, de la température d'un pays et des conditions hygiéniques et du genre de vie du peuple qui l'habite.

En Europe, et de tout temps, la phtisie a exercé de grands

ravages. Portal disait, en 1809, que le tiers des malades de n'importe quel médecin mouraient emportés par la phtisie.

En France, la tuberculose est une des maladies les plus communes ; elle entre à Paris pour 11 pour 100 dans la mortalité générale (Damaschino).

La maladie serait commune à Bordeaux, à Marseille et dans tout le département des Bouches-du-Rhône, dans le Var, dans le Vaucluse (Boudin), à Lyon (Fourneret) et en Corse. D'après Hirch, ce serait ce dernier département, l'île de Corse, qui fournirait la plus grande mortalité par la phtisie pour la France.

Certaines parties de la France jouiraient pourtant d'une immunité relative. Ce seraient dans l'est : le Jura, les Vosges, la Haute-Saône (Boudin); dans l'ouest : la Mayenne, le Morbihan, le Finistère et Belle-Isle-en-Mer ; dans le midi : les Landes et l'arrondissement de Nérac (Moudineau), et Donzy, dans la Nièvre.

La Bresse (Germain) jouirait aussi de cette immunité et même à un haut degré. Nepple dit positivement : «La scrofule et la phtisie sont les deux maladies qui attaquent le plus rarement l'habitant des marais de la Bresse. En revanche, on rencontre souvent des tuberculeux dans les pays de coteaux de cette province » (1). Nous reviendrons sur cette remarque de Nepple en traitant de l'antagonisme de la fièvre paludéenne et de la phtisie. N'anticipons point.

En Angleterre, et surtout à Londres, la maladie est très commune ; elle entre pour 12 0/0 dans la mortalité de la capitale du Royaume-Uni (Rochard). Il paraît qu'il en

---

(1) Nepple. Essai sur les fièvres intermittentes. Paris, 1828.

était encore bien pis du temps de Sydenham puisque, a écrit Portal : « Suivant Sydenham, que l'Europe a justement surnommé l'Hippocrate anglais, la cinquième partie de l'espèce humaine périt de cette affreuse maladie. » (Portal, édit. 1809. Introduction). En 1832, sir James Clarke, enchérissant sur le chiffre donné par Sydenham, avançait que la phtisie représentait le tiers de la mortalité en Angleterre.

En Irlande, d'après Wylde, la part de la phtisie serait représentée par le huitième du nombre total des décès ; mais Rochard dit — et connaissant l'extrême misère à laquelle les grands propriétaires anglais ont réduit les pauvres Irlandais, nous aimons mieux en croire Rochard — que la tuberculose est encore bien plus commune dans la verte Erin qu'en Angleterre.

Roy, dans un article publié dans le Dictionnaire encyclopédique des sciences médicales, établit — comme chiffre général pour tout le Royaume-Uni d'Angleterre, d'Ecosse et d'Irlande — la statistique suivante : 174,97 décès d'hommes par phtisie sur 1,000 et 199,39 décès de femmes par phtisie sur 1,000. — 199,39 pour 1000 ! C'est bien le cinquième du total des décès généraux, et l'illustre Sydenham aurait raison s'il voulait, en disant le genre humain, n'entendre que les Anglais et surtout les Anglaises.

Quelques îles rattachées au continent européen, et situées toutes dans l'Océan Atlantique, se feraient remarquer par l'absence presque complète de la maladie sur leur territoire. Il en est ainsi dans les îles Hébrides, surtout sur la côte N.-O. (Mac-Nab) (1); aux îles Sheatland, groupe

____

(1) Mac-Nab. Immunity from consomption in the Hébrides. Edimbourg, 1869.

voisin des Hébrides, la maladie autrefois très rare commence à se faire de plus en plus commune (Saxby) (1).

Panum dit que dans le groupe des îles Féroë, il est très rare de trouver des phtisiques. Schleisner, chargé d'une mission scientifique danoise en Islande, a beaucoup insisté sur la rareté de la phtisie pulmonaire dans cette île. Sur 327 malades atteints de maladies chroniques qu'il a vus, 3 seulement étaient des phtisiques.

En Norvège, pays montagneux et couvert de grands pins, la phtisie serait rare ainsi que dans les parties septentrionales de la Suède; mais à Christiania, à Stockholm et dans les régions de la Suède baignées par la mer du Nord et par la mer Baltique, ainsi que dans les villes maritimes de la Russie situées sur le littoral Baltique, la maladie est fréquente. A Saint-Pétersbourg, il y aurait relativement peu de cas de phtisie.

En Danemark, à Copenhague du moins, située dans l'ile de Séeland, la phtisie entrerait pour 13 0/0 dans les causes de la mortalité (Rochard). (2).

Fréquente en Hollande et en Belgique où elle entrerait pour 16 0/0 dans les causes de la mortalité, la phtisie serait rare dans l'Allemagne du Nord, sur les bords de la Baltique (Hirch). Mais à Berlin, dans la Saxe, dans les principautés rhénanes, dans l'Allemagne du Sud, la phtisie deviendrait très fréquente, au moins dans les villes. A Stutgard, elle fournit 15 0/0 dans le chiffre total de la mortalité (Spieys).

Dans le Schwarz-Wald, dans le Harz, en Thuringe, dans

---

(1) Saxby. Dobbell's-Reports, 1870, p. 527.

(2) Rochard. Article Climats, in Dictionnaire de médecine et de chirurgie prat., t. VIII.

l'Erzgebirge, pays montagneux et boisés, la phtisie est presque aussi rare que dans les îles de l'Océan les mieux favorisées (A. Mürhry).

La même chose est remarquée en Suisse. La phtisie y est très rare.

« Des observations répétées pendant quinze années consécutives me permettent d'affirmer, dit l'éminent professeur Jaccoud, que dans les hautes localités alpestres, à partir de 4,000 pieds, la tuberculose pulmonaire est à peu près inconnue ; cela est surtout frappant dans les villages de la Haute-Engadine, dont l'élévation est de 5,500 pieds, et où les saisons consistent, selon l'adage du pays, en neuf mois d'hiver et en trois mois de froid. On ne voit pas la tu· berculose chez les indigènes qui ne quittent pas la vallée; on l'observe en revanche chez ceux qui ont émigré en Italie, et qui en sont revenus au bout de quelques années avec une santé altérée » (1).

Dans l'Autriche proprement dite, rare dans les terrains boisés, la phtisie serait fréquente dans les plaines découvertes. A Vienne, elle occasionnerait de grands dégâts : 114 décès sur 1,000. Presque la même proportion qu'à Paris.

L'Italie, comparée aux autres contrées de l'Europe, jouit de l'heureux privilège de voir la terrible affection décimer peu ses habitants. Quoique la tuberculose soit encore assez commune dans les régions du Nord, en Lombardie, en Piémont, en Toscane et dans l'Etat de Gênes où elle entrerait pour 7 0/0 dans la mortalité générale, — ceci dans les grandes villes seulement, — elle est rare dans la Vénétie, à Venise, à Crémone et à Livourne. Rome et Naples,

---

(1) Jaccoud. Pathologie interne, 1877, t. I, p. 1061.

pour grandes villes qu'elles sont, ont relativement peu de phtisiques (Hirch). Pise jouit d'une immunité incontestée.

Si la tuberculose est fréquente en Sicile et surtout à Palerme et à Catane, elle serait rare en Sardaigne.

Elle est rare aussi dans les îles Adriatiques.

La phtisie semble être plus commune en Grèce qu'elle ne l'y était autrefois.

La maladie est commune en Turquie, particulièrement à Constantinople qui ne le cède en rien à Paris pour le nombre de ses tuberculeux (Damaschino).

L'île de Malte quoique située en pleine Méditerranée et dans un délicieux climat, est, ainsi que l'apprennent les statistiques anglaises, peu avantagée sur le rapport de la non fréquence de la phtisie.

Dans la péninsule ibérique la phtisie occasionne d'assez sérieux ravages. Elle est commune dans quelques Espagnes, en Castille, en Estramadure, et sur la côte qui regarde l'Afrique, à Malaga. Elle est rare au Portugal, Lisbonne et Coïmbre exceptées (Hirch).

ASIE. — « La phtisie pulmonaire est complètement inconnue sur les hauts plateaux de l'Asie centrale, dans les steppes de la Tartarie indépendante, où l'air est si pur qu'il enivre et produit même dans l'origine un véritable enchantement (Br. Zaleski, cité par Peter).

« La Kibitka ou tente du Tartare Kirghise n'est pas mieux close que la hutte du sauvage du Labrador, et, comme lui, il ne sait pas ce qu'est la phtisie ; c'est là qu'il couche, sans souci des courants d'air ; le reste du jour, il le passe au dehors, la plupart du temps à cheval, mangeant de la viande et buvant du koumys.

« Cette boisson contient tant d'éléments nutritifs que l'usage en est prescrit aux poitrinaires, dit Zaleski ; les malades qui vont se soumettre à cette cure, au milieu des Kirghises et en suivant le même régime qu'eux, c'est-à-dire en respirant l'air des steppes, en mangeant de la viande sans pain, en montant à cheval et en se donnant beaucoup d'exercice, reprennent bientôt de l'embonpoint et regagnent leurs forces. » (Zaleski, cité par Peter) (1).

Le tuberculose serait assez commune en Sibérie (Bogonodsky).

Rare sur les hauts plateaux de la Perse, elle serait assez communément observée en Chine, surtout dans le nord de l'Empire du Milieu (Rochard). Elle occasionne de grands dégâts à Pékin et à Canton (Rochard). La phtisie est très rare dans les hautes vallées de l'Himalaya, aussi bien que sur les hauts plateaux du Thibet (Schlagintweit).

En exceptant Nangasaki et Yeddo, la phtisie est peu commune au Japon (Rochard).

Dutroulau (2), Corwell, Ewart, Milvoy, Bernard (3) s'accordent pour signaler les nombreux méfaits qu'occasionne la tuberculose, tant en Cochinchine que dans l'Inde française, encore que C. Broussais soutienne le contraire (4).

« La phthisie, dans l'Inde, vient après le choléra comme maladie endémique ; c'est à Pondichéry, pour les Indiens

---

(1) Peter. Leçons de clinique médicale. Paris, 1879, t. II, p. 61.

(2) Dutroulau. Maladies des Européens dans les pays chauds. Paris, 1868.

(3) Bernard. De l'influence du climat de la Cochinchine sur les maladies des Européens. Thèse de Montpellier.

(4) C. Broussais. Phthisie pulmonaire dans les différents climats. Gaz. méd., 1843.

comme pour la race croisée, une affection terrible.» (Colas, cité par Peter).

Elle est rare dans tout le gouvernement de Madras et dans l'île de Ceylan (Bouchardat, Boudin). Mais elle devient très commune aux îles Philippines et dans tout l'Archipel indien (Damaschino).

La tuberculose est assez répandue en Arabie, surtout dans toute cette bande de terrain qui longe l'ancien golfe arabique (Hirch).

Elle est rare en Syrie et dans les délicieuses vallées de l'Arménie, mais elle serait assez répandue dans le Caucase (Liébau) (1).

AFRIQUE. — Le continent africain paraît jouir d'une assez grande immunité. L'Egypte était autrefois citée pour son air pur et doux et pour l'influence bienfaisante que son séjour exerçait sur les phtisiques.

Déjà Celse recommandait l'air du pays des Pharaons aux malheureux affectés de la poitrine, et Pline le jeune raconte que son affranchi Zozimus fut guéri d'une phtisie au début par un voyage qu'il fit en Egypte.

Mais les temps sont changés. La Haute-Egypte jouirait seule, actuellement, de l'immunité reconnue et constatée depuis l'époque de Celse, car, selon Hartmann, la phtisie sévit aujourd'hui dans la Basse-Egypte, non seulement sur les étrangers, mais encore sur les indigènes et principalement sur les fellahs et sur les Coptes (2).

Au Caire, suivant Schnepp, la tuberculose produirait

---

(1) Liébau. Esquisse médico-topographique du Caucase, in Archiv. Virchow., 1866.

(2) Hartmann. Esquisse médicale des pays du Nil. Virchow Archives, 1866.

14 0/0 de la mortalité (1). Le double des villes de l'Italie du Nord les moins bien partagées ! Pruner-Bey constate cette grande fréquence (2).

La maladie serait fréquente dans la Haute-Abyssinie, mais en revanche elle ne le serait point dans le Darfour, dans le Soudan que l'on connaît peu encore, chez les Bédouins et chez les Touaregs du Grand-Désert.

Nous avons peu de renseignements sur la régence de Tunis et sur la Tripolitaine, mais en Algérie, la phtisie cause quelque ravage surtout sur la population noire. Les soldats français, en garnison dans cette colonie, comptent dans leurs rangs moins de phtisiques que l'on en compte dans les casernes des régiments qui restent en France ; les Maures, anciens habitants du pays, y sont peu sujets (Damaschino).

Suivant Mitchell (3), la tuberculose ne causerait en Algérie que 3.5 pour 0/0 de décès. Ce qui n'est vraiment pas considérable. Plût à Dieu qu'il en fût ainsi dans tous les pays du monde !...

A Mogador, dans le Maroc, la phtisie serait inconnue (Thévenin) (4).

A Madère, dit Mittermayer, la phtisie est beaucoup plus fréquente qu'on ne le croit, surtout parmi les indigènes. (Cité par Damaschino).

Au Sénégal, et ici Thévenot, Boudin, Bouchardat, Dutroulau sont d'accord, la phtisie est rare pour ne pas dire plus (5).

---

(1) Schnepp. Du climat de l'Egypte. Paris, 1862.
(2) Pruner-Bey. Bull. de la Société d'antropolog. Paris, 1863.
(3) Mitchell. Gazette médicale de Strasbourg, 1658, p. 172.
(4) Thévenin. Du climat de Mogador. Gaz. méd. d'Algérie.
(5) Thévenot. Traité des maladies des Européens dans les pays chauds spécialement au Sénégal. Paris, 1840.

La tuberculose est rare à Sierra-Leone, aussi bien qu'au cap de Bonne-Espérance.

Dans la grande île de Madagascar, la maladie est peu commune (Vinson), tandis qu'elle le serait à l'île Maurice. Elle serait moins commune à Bourbon qu'en Europe, mais elle marcherait plus rapidement (Lepetit).

AMÉRIQUE. — La phtisie n'est pas connue dans les régions supérieures de l'Amérique. Tous les voyageurs qui ont visité les bords du détroit de Davis et de la mer de Baffin, tous ceux qui ont été au Groenland et dans les pays des Esquimaux, s'accordent à témoigner de la rareté de cette affection, tant chez les naturels que sur les matelots qui hivernaient dans ces extrêmes régions boréales. Les expéditions de Ross et de Parry en font foi. Elles furent remarquables par le petit nombre des matelots qui succombèrent de ce mal.

Mais déjà sur les bords de la mer d'Hudson la tuberculose commence à décimer la population indienne Rochard). Le Canada n'est point épargné, ni Terre-Neuve; cependant la presqu'île du Labrador jouit d'une très heureuse immunité.

« Orton affirme que dans les populations blanches du Haut-Canada, la phtisie est presque inconnue. Au contraire, les Indiens, au dire des missionnaires, seraient particulièrement sujets à la phtisie. Suivant le Dr Landry, de Québec, la population métisse du Bas-Canada, loin de donner, comme on l'a affirmé, une race forte et vigoureuse par le croisement des Anglais et des Indiens, serait particulièrement moissonnée par la phtisie pulmonaire (1). »

---

(1) Cortambert. Art. *Canada*, du Dictionn. encyclop., t. XII, 1871

Quant à l'air du Labrador, sa pureté est si grande qu'un médecin de Québec, dit Mac-Cormac, envoyait hiverner ses phtisiques en plein Labrador, et que là, grâce à une vie active et passée au grand air, ils retrou_vaient la force et la santé.

« La phtisie, nous apprend le professeur Hind, de Québec, est à peu près inconnue aux habitants de ce pays désolé, bien qu'ils y vivent à l'aventure dans ses plaines et sur ses montagnes, sous des huttes faites de branches de sapin imparfaitement couvertes de peaux et plus ou moins ouvertes de toutes parts à l'air extérieur, et bien qu'ils soient exposés périodiquement à la famine, ainsi qu'à toutes sortes d'épreuves. Or, quand ces mêmes indigènes descendent jusqu'au fleuve Saint-Laurent pour prendre part aux pêches qui s'y font, ils habitent des maisons bien bâties, et, étant grassement payés, se nourrissent largement ; cependant, la plupart, dans l'espace d'un an ou deux , deviennent phtisiques et meurent misérablement (1). »

Bennett est persuadé, et M. Peter avec lui, que la principale cause du développement de la phtisie dans ces conditions est que ces pauvres gens vivent alors dans l'atmosphère viciée de demeures trop bien closes.

Aux États-Unis, les ravages exercés par la tuberculisation sont tout simplement effrayants. Dans les grandes villes, comme New-York, Boston, Philadelphie, etc., elle fait un nombre énorme de victimes. D'après les statistiques de Mac-Cormac, dans le Maine et dans le Vermont, elle entrerait pour 29 0/0 dans la mortalité générale. Bien près de 1 pour 3 ! !

Par contre, les plateaux des Montagnes-Rocheuses et

______

(1) Peter. Clinique médicale, t. II.

les vastes plaines du Far-West jouissent d'une remarquable immunité. Plus on s'avance vers l'ouest, plus la proportion des morts par phtisie est faible, excepté pourtant à San-Francisco et en Californie où elle augmente de nouveau de fréquence.

Daus les Etats du sud, sur les bords de l'Ohio, du Missouri et du grand Mechésébé, dans le Texas, le nombre des décès causés par la phtisie serait seulement de 4 ou même de 3 0/0.

La phtisie, aux Etats-Unis, décime plutôt les races qui s'y sont venues implanter en dépossédant l'Indien de sa terre. « Les Indiens, que Mac-Cormac a vus par céntaines sur les bords des grands lacs, sont des hommes magnifiques ; les jeunes gens sont droits et élancés comme les pins de leurs forêts, et leur démarche légère comme celle des daims. La plupart de leurs femmes avaient des formes splendides : mamelles plantureuses, hanches larges, dents de perles, yeux pleins de douceur, cheveux admirables et maintien des plus gracïeux. Quelle différence ! s'écrie le professeur Peter, avec les Américaines à gorges plates, à la taille courbée par la faiblesse et si faibles que Mac-Cormac dit n'en avoir jamais vu de telles ailleurs ! C'est que l'Indien vit en plein air, tandis que l'Anglo-Américain vit renfermé. Les Anglo-Américains mangent trop, boivent trop, fument trop et trop longtemps. Ils sont à la fois trop indolents et trop affairés pour vivre suffisamment au dehors. Quant à leurs femmes, elles ne sortent pas l'été, parce qu'il fait trop chaud, ni l'hiver, parce qu'il fait trop froid ; et leurs chambres chauffées comme des étuves dans la saison froide, non ventilées en toute saison, achèvent l'œuvre de destruction » (Peter) (1).

____

(1) Peter. Eodem loco citato.

Au Mexique, la tuberculose est rare sur les hauts plateaux. Le Dr Ximenez, sur près de 12,000 malades qu'il a vus, en vingt-quatre années de pratique dans son hôpital, dit n'avoir rencontré que 143 phtisiques, soit 1 1[4 pour cent. Pourtant, d'après Jourdanet, à Mexico, sur le plateau de l'Anahuac, la phtisie ferait annuellement 5 à 6 0/0 de victimes (1). Dans les Terres-Chaudes, c'est-à-dire sur les bords de la mer, à Vera-Cruz entre autres, la maladie devient très fréquente.

Il en est de même qu'à la Vera-Cruz, dans les républiques de l'Amérique centrale, depuis le Nicaragua jusqu'au Darien. — Le Yucatan fait exception ; — il est si peu habité, le Yucatan !

Les ANTILLES. — « Il semble, dit Boudin, en parlant de la tuberculose, dans sa Géographie médicale, que la maladie soit plus fréquente dans les îles du golfe du Mexique que dans les portions de la zone torride appartenant à l'Ancien continent. »

« La phthisie, écrit à son tour Dutroulau, en parlant du climat des Antilles, la phthisie paraît plutôt favorisée que contrariée par ce climat ; on la rencontre dans toutes les classes, quoique la classe de couleur en soit la plus affectée ; avec la dyssenterie, c'est la maladie chronique qui cause le plus de décès chez les indigènes ; chez les étrangers qui en sont déjà atteints à leur arrivée, elle marche plus rapidement vers une terminaison funeste (2). »

Et, ailleurs, dans son livre sur les maladies des Euro-

---

(1) Jourdanet. De la phthisie pulm. sur l'Anahuac au point de vue de la statistiq. Paris, 1866. Gaz. méd.

(2) Dutroulau. Art. *Antilles*, in Dictionn. des sciences encyclop. Paris, 1866, t. V.

péens, le même auteur, parlant d'une façon générale de la phtisie dans les pays chauds, écrit : « Quant à la phthisie, elle est, sans contredit, la maladie qui cause, comme nous l'avons déjà dit, une grande partie des décès. Le Sénégal est peut-être, d'après les observations de Thévenot, le seul point où elle se montre en assez petit nombre ; mais partout ailleurs, au nord comme au sud, dans l'Atlantique comme dans le Pacifique et l'Océan Indien, elle est considérée comme la maladie qui influe le plus sur la mortalité des indigènes. »

Dutrouleau est peut-être trop absolu dans ses affirmations, surtout pour ce qui concerne les Antilles. De ce que l'on a vu deux ou trois des plus petites de ces îles, on ne doit pas préjuger de ce qui se passe dans toutes les autres.

Ainsi en Haïti, — que Dutrouleau n'a point visitée, — en Haïti, île montagneuse par excellence, assez grande et assez élevée pour que ses côtes seulement soient balayées par les vents de la mer, la phtisie est très rare dans les campagnes.

Le montagnard haïtien, toujours vif et gai, alerte et dispos, fort et intelligent, travaillant à sa guise, — assez mais pas trop, — libre, maître de son champ, bien nourri et bien soigné, content de peu d'ailleurs, est rarement atteint de maladies chroniques. Connaissant peu les causes morales déprimantes, toujours au grand air, aimant la danse, l'équitation, la chasse et la pêche, y excellant, vivant large et bien enfin, il ne meurt presque jamais de phtisie (1).

---

(1) Le paysan, en Haïti, lorsqu'il laboure la terre ou qu'il soigne son champ, est vêtu d'un pantalon et d'une chemise d'un tissu léger ; quelquefois même il travaille le torse nu au grand soleil : c'est là une habitude des plus hygiéniques, car la sueur s'évapore ainsi à mesure qu'elle se produit et débarrasse l'économie des excréments qui la gê-

La phtisie n'est pas très rare à Port-au-Prince, la capitale, ville bâtie sur le bord de la mer, moitié sur un terrain d'alluvion, moitié sur un terrain crétacé, grand centre d'affaires commerciales, où la vie de bureau, des grands comptoirs, des grandes administrations, retient les hommes captifs tout le jour, où l'on a toutes les facilités et toutes les séductions d'une vie de trop peu d'exercices physiques et le soir peut-être quelque peu libertine.

Elle n'est point trop rare non plus au Cap Haïtien, chef-lieu du département du Nord, et à Jérémie, ville située dans le département du Sud, à l'extrémité de la pointe qui regarde la Jamaïque. Aux Cayes, ville humide et basse, chef-lieu du département du Sud, la phtisie est encore assez commune. (Bergeaud) (1).

Mais dans toutes ces petites villes si commerçantes et si pittoresquement assises sur les bords de la mer et au pied des montagnes : à Baradères, à l'Anse à Veau, pays béni, où l'on vit dans une extase et dans un perpétuel enchantement causés par le spectacle d'une nature plantureuse et exceptionnellement dotée par la main du Créateur et où l'on respire un air délicieusement pur, à Miragoâne, au Petit-Goâve et au Grand-Goâve, la phtisie est relativement très rare.

Il en est de même dans la côte Nord-Ouest : à l'Archaie, à Saint-Marc, aux Gonaïves, dont le sol est saturé de chlo-

---

nent. De plus, jamais le laboureur haïtien ne rentre chez lui, ses travaux terminés, sans s'être préalablement baigné dans l'une de ces tant belles et tant fraîches rivières qui descendent impétueusement de nos mornes chevelus, sillonnant nos campagnes comme autant de gigantesques couleuvres vertes à écailles d'argent.

(1) Bergeaud. De la fièvre pernicieuse en Haïti. Paris, 1880, chez A. Delahaye.

rure de sodium et où il n'y a point de phtisiques parmi les indigènes, au Port-de-Paix, au Môle-Saint-Nicolas et au Borgne.

Il en est de même dans ces lieux charmants admirablement exposés et clair-semés sur les pentes des coteaux du Nord et de l'Artibonite : les Verettes, Plaisance, dont le seul nom dit les délices séduisantes, le Limbé, le Port-Margot et l'Acul.

Toutes ces jolies villes que la brise du matin parfume des senteurs des montagnes d'alentour et où le vent du soir, qu'il vienne de la haute mer ou de la colline, est tellement frais et chargé de délicieuses effragrances qu'il enivre, tous ces bienheureux séjours, où l'on se sent si joyeux de respirer et où la vie est une jouissance infinie, ne connaissent que peu ou plutôt ne connaissent point les atteintes du mal cruel.

Au Mirebalais, canton du département de l'Ouest, la phtisie est inconnue (1). Il faut dire qu'au Mirebalais, — pays de vastes paturages, situé sur les hauts plateaux de l'intérieur, arrosé par de nombreuses rivières aux eaux transparentes et froides dans lesquelles le baigneur se plonge avec délectation, où les hommes sont tout le temps à cheval et font très bonne chère, et où les enfants boivent du lait tout le long du jour, au Mirebalais la vie est excessivement douce et confortable.

Ainsi, en Haïti, ce n'est que dans ces trois villes que nous

---

(1) Le Mirebalais a reçu ce nom de l'immense quantité d'animaux sauvages que les premiers Français y trouvèrent et qui leur rappelèrent le petit pays appelé Mirebalais dans le Poitou, où quelques-uns d'entre eux avaient probablement reçu le jour. (Moreau de St-Remy. Description de la partie française de l'île Saint-Domingue, t. III, p. 251, 2e édit., Rouzier-Laforesterie. Paris, 1876.) [On trouve dans Rabelais plusieurs passages où il est fait mention du lieu appelé Mirebalays, en Poitou]. L.-J.-J.

avons nommées : Jérémie, les Cayes et le Cap-Haïtien et à la capitale que la phtisie occasionne une mortalité qui d'ailleurs ne dépasse pas 5 à 6 pour 100.

Qu'il nous soit pourtant permis de donner en passant un avertissement tout affectueux et tout fraternel aux jeunes gens qui, n'écoutant que la fougue du sang, aux plus beaux jours de la jeunesse, s'amusent trop, fument trop et surtout immolent peut-être avec trop de passion sur l'autel de la déesse de Cythère.

Ceux qui agissent ainsi n'arrivent guère à l'hiver de la vie. La phtisie, l'affreuse consomption est là qui les guette, qui les attend, et elle ne laisse pas échapper sa proie une fois qu'elle la tient.

D'une façon générale, et pour nous résumer, la phtisie est très rare en Haïti, excepté la capitale et deux ou trois grandes villes.

Elle est très rare pour toutes les raisons que nous avons dites et surtout parce que Haïti est un pays neuf, un pays où la misère est inconnue. Ensuite parce que Haïti est un pays de montagnes. « Partout où il y a des montagnes, il y a des sapinières et des vallées » (Peter). L'air raréfié de la montagne forçant le poumon à une gymnastique continuelle, nous l'avons ; l'air des sapinières riche en senteurs balsamiques, nous l'avons ; l'air de la mer tout chargé de senteurs salines, de brome, d'iode et de chlorure de sodium, nous l'avons encore.

Ce que nous venons de dire pour Haïti pourrait — en certains points et jusqu'à un certain point — s'appliquer à la Martinique. Nous nous expliquons. Rufz, et nous sommes heureux de rencontrer un homme de son savoir et de son expérience de la même opinion que nous sur la question, Rufz dit : « Les noirs cultivateurs sont très rarement atteints de phthisie ainsi que les artisans, excepté les boulangers. » Nous ferons ici une petite remarque : Rufz écrivait à la Martinique au temps où l'esclavage, cette infâme exploitation de l'homme par l'homme existait encore. C'était au temps du travail forcé, de la ration de nourriture et du fouet du commandeur. Et pourtant la phtisie était rare. Qu'on juge si elle doit l'être maintenant que toutes ces ignominies et toutes ces turpitudes que l'esclavage traînait à sa suite ont cessé d'exister.

« La phthisie, dit ailleurs Rufz, est la maladie chronique la plus fréquente à la Martinique. » Rufz, en disant la Martinique, n'entend ici parler que de Saint-Pierre. C'est un défaut qui est commun à bon nombrs d'écrivains, lorsqu ils écrivent sur des pays peu explorés, de prendre la partie pour le tout.

Sur 128 phtisiques que Rufz a soignés, en cinq ans d'exercice de sa profession, à Saint-Pierre, capitale de la colonie

2 étaient des enfants ;

3 de ces malades moururent après trois mois de maladie ;

11 s'éteignirent entre trois mois et un an ;

7 après un an à dix-huit mois de souffrances ;

8 traînèrent pendant trois ans ;

13 de ces malades avaient pu résister à la maladie, avant d'être par elle emportés, pendant un espace de temps qui varie de six mois à dix-huit mois ;

1 vécut treize ans ;

Et 3 avaient pu vivre trente ans, la maladie diagnostiquée.

Porter pendant trente ans des cavernes dans ses poumons ! C'est assez joli !

L'influence du sexe a semblé à Rufz être la même qu'en Europe sur la prédisposition à contracter la tuberculose.

Ainsi sur 111 phtisiques, 45 étaient des hommes et 56 appartenaient au sexe contraire. Et toujours la proportion est gardée, qu'il s'agisse de blancs et de blanches, de mulâtres et des mulâtresses des villes. Mais dès qu'il s'agit de noirs, c'est-à-dire de cultivateurs, gens vivant au grand air et au travail de la terre attachés toujours, la proportion offre un écart à peine sensible entre le contingent des hommes et le contingent des femmes, parce que celles-ci partageaient les rudes travaux de ce ceux-là.

Ainsi, sur 48 blancs créoles que Rufz eut la mission de soigner, 16 étaient des hommes et 32 des femmes ;

Sur 22 mulâtres, 8 hommes et 14 femmes ;

Sur 19 noirs créoles, 9 hommes et 10 femmes ;

Il n'a pas constaté la phtisie sur aucun noir venu d'Afrique. Il est vrai de dire que dès cette époque (1841) les noirs africains se faisaient rares dans la colonie, la traite, ce trafic ignoble, ayant été déjà officiellement aboli.

Etudiant l'influence de l'hérédité sur la prédisposition à l'affection qui nous occupe, Rufz arrive aux résultats suivants :

3 fois les pères étaient morts phtisiques ;

5 fois les mères ;

3 fois des oncles et tantes ;

11 fois des frères et sœurs et souvent plusieurs de la même famille ;

3 fois les cousins et cousines.

Pour Rufz cette hérédité serait moins une hérédité transmissible qu'un vice congénital du sang.

Pour nous, il nous semble tout bonnement que les écarts d'hygiène, les abus, les excès avaient déprimé l'organisme de ces individus et avaient engendré la phtisie chez des gens qui portaient déjà en eux des germes de tubercules que leur avaient légués leurs parents.

Les conclusions du travail de Rufz sont les suivantes :

A la Martinique, — ou plutôt à Saint-Pierre — 1° La phtisie est rare dans l'enfance ; elle est assez commune dans l'âge adulte ; la maladie chronique est la plus fréquente ;

2° Sa marche est la même qu'en Europe ;

3° Les altérations résultant de la présence des tubercules dans les organes autres que les poumons sont moins rares qu'en Europe ;

4° Les Européens et les *Africains* y sont moins sujets que les créoles.

5° On ne peut rien décider touchant l'influence du climat sur ceux qui viennent d'Europe ;

6° Le passage des phtisiques en Europe est très défavorable.

Cette dernière conclusion est contraire à l'opinion de Dutrouleau, lequel exerçant aussi à la Martinique vers la même époque, envoyait en Europe les individus porteurs de signes de la tuberculose au début.

Nous avons souvent entendu dire à M. le professeur Bouchardat, dans ses cours d'hygiène, que l'une des causes les plus puissantes de la tuberculose chez les créoles blanches de l'île de Cuba, était la vie indolente qu'elles mènent.

Toujours paresseusement étendues dans un hamac, le cigaritos à la lèvre, ne se nourrissant presque que de sucreries et de fruits, ne se livrant à aucun travail, ne s'occupant pas même des soins de la maisonnée, vivant enfin dans un far-niente énervant, elles se tuberculisent, parce que sans le travail notre organisme n'élimine pas ce qui lui est nuisible, parce que sans le travail musculaire nous n'éprou-

vons nul besoin de réparer des pertes que nous n'avons
point faites. Le travail est plus qu'une loi naturelle, c'est
une nécessité physiologique.

AMERIQUE DU SUD. — Sous l'équateur, la phtisie aurait
une intensité et une malignité étonnantes (Villemin.) A la
Guyane elle est promptement funeste (Rufz. Dutrouleau.)

La maladie la plus meurtrière au Brésil est la phtisie;
elle enlève le cinquième de la population. A Para, à Bahia,
la phtisie épouvante par la rapidité de la marche; on l'y
regarde comme la plus meurtrière des maladies aiguës. »
(Sigaud et Justin da Silva Gomez, cités par Peter.)

Au Brésil ce serait surtout les ouvriers qui travaillent à
la fabrication des cigares qui fourniraient le plus lourd
contingent à la tuberculose. Le mal deviendrait aussi de
plus en plus fréquent dans les vastes pays que gouverne
dom Pedro II.

A partir de Rio, et à mesure qu'on descend vers la Pata-
gonie, la phtisie diminue de fréquence. Ainsi est-ce sur
les côtes de la République Argentine, sur les bords de la
Plata, à Buenos-Ayres. Dans les villes situées de l'autre
côté de l'Amérique, c'est-à-dire sur le littoral de l'Océan
Pacifique, la tuberculose serait rare même à Valparaiso et
à Santiago du Chili.

Aux dires des nombreux voyageurs qui ont parcouru
ces pays, la maladie serait inconnue chez les Indiens des
pampas et chez les Patagons. Cela se comprend facilement
d'ailleurs, étant connu le genre de vie des Gauchos et de
leurs voisins.

La race indienne pure serait exempte de la phtisie;
mais les Européens, les descendants des Espagnols, les

métis et les noirs de l'Amérique méridionale du Pacifique seraient très exposés à la tuberculose sur le littoral océanique. Fuyant le contact des Européens, se tenant à l'écart, continuant sa vie nomade, menant une existence active, entretenant chez lui l'exercice complet des grandes fonctions organiques, par ainsi, par ses habitudes d'indépendance et de liberté, l'Indien s'est soustrait au fléau de la phtisie pulmonaire. D'ailleurs il est autocthone.

Depuis Panama jusqu'à Valparaiso les populations qui habitent entre la mer et les Cordillières sont — nous venons de le voir — comme celles qui habitent les versants de l'Atlantique, décimés par la phtisie.

Mais — et pour finir avec l'Amérique — dans toutes ces villes qui parsèment les plateaux des Andes à de très grandes altitudes — c'est-à-dire très-haut perchées au-dessus du niveau de la mer — à Chuquizaca, dans la Bolivie ; à Lima, au Pérou ; à Quito et à Santa-Fé de Bogota, dans les Etats-Unis de Colombie, la phtisie est rare (Scrivener, Guibert) (1).

OCÉANIE. — La phtisie est très commune aux îles Marquises, à Taïti et dans toute l'Océanie (Comeïras). A Taïti, par exemple, la population qui, au moment de la découverte de l'île par Bougainville, était évaluée à 80,000 âmes est descendue actuellement à 7 ou 8,000. La maladie a moissonné la population, n'épargnant pas même les membres de la famille royale. Tous les enfants et petits-enfants de la reine Pomaré Aïmata IV ont disparu, enlevés par le souffle destructeur de la phtisie. On attribue au tabac, à

---

(1) Guibert. Thèse de Paris. De la phthisie au point de vue des altitudes, 1862.

l'alcool, à l'opium — diableries importées par les Chinois et les Européens — ce résultat civilisateur.

La tuberculose est des plus communes à la Nouvelle-Zélande, surtout parmi les indigènes et depuis qu'ils sont mêlés aux Européens (Kemp) (1).

La maladie est endémique à la nouvelle-Calédonie (Bougarel) (2).

En Australie les ravages considérables exercés par cette affection s'en vont en augmentant, et suivant Thompson (3), à Melbourne, il mourrait plus de phtisiques que dans les villes les plus populeuses de l'Angleterre où les habitants sont cependant bien plus agglomérés, mais d'un autre côté, à l'île de Van-Diémen, la maladie serait moins commune (Hall). Dans l'archipel des îles Sandwich la tuberculose pulmonaire est très rare (Hich).

ALTITUDE. — De tout ce que nous venons de voir en faisant un exposé géographique succint de la phtisie pulmonaire, en recherchant les pays et les points de pays les plus éprouvés par elle, il ressort clairement que l'influence de l'altitude joue un grand rôle dans la question au point de vue de la pathogenèse de la tuberculisation pulmonaire.

Ce rôle est un rôle préservateur. Presque tous les points du globe situés à de grandes hauteurs au-dessus du niveau de la mer sont peu ou ne sont pas visités par la tuberculose.

A des hauteurs modérées et jusqu'à deux ou trois mille mètres, l'air des montagnes — on le sait — est tonique, vivifiant, fortifiant.

---

(1) Kemp, in Dobell's Report, 1870, cité par Damaschino.

(2) Bougarel. Géograph. médic. de la Nouv.-Calédonie, in Recueil de méd. militaire.

(3) Thompson. On phtisis in Australia. Melbourne, 1870, cité par Damaschino.

En France, Cerroy a fait remarquer que l'on rencontre très rarement des phtisiques sur le plateau de Langres (1). Le même fait est vérifié dans les Vosges, dans les Ardennes, dans le Dauphiné, dans les monts d'Auvergne, sur les monts de l'Estérel, dans les Pyrénées, dans les Cévennes, dans le Quercy, sur les monts du Poitou et dans le Morvan.

Lombard (de Genève) et M. le professeur Jaccoud ont fait les mêmes remarques pour certaines vallées alpestres de la Suisse. Dans l'Engadine-Haute, par exemple, on ne voit point de phtisiques. Le professeur Jaccoud affirme qu'au-dessus de 4,000 pieds, la tuberculose est totalement inconnue dans cette région.

Les mêmes faits ont été observés en Allemagne, dans les Alpes du Tyrol et de la Carinthie, dans la Carniole, dans le Harz (Brockmann) et dans les montagnes Noires.

Les Alpes Italiennes, les monts Karpathes, en Autriche proprement dite (Brugger) et la Styrie (Flechner) jouissent de la même immunité relative.

En Asie, dans les hautes montagnes de l'Arménie, sur les plateaux du Thibet et sur les pics élevés de l'Himalaya, de même que dans les steppes Kirghises, on n'a jamais vu un seul cas d'affection pulmonaire chronique chez les montagnards de ces sommets (Schlagintweit) (2).

Fuchs, dans sa géographie médicale, a publié une série de tableaux statistiques pour prouver que la phtisie est d'autant plus rare que le sol est plus élevé (3).

Guilbert, qui a séjourné en Amérique, sur les hauts pla-

---

(1) Santé publique, 1869, n° 41 et 42.
(2) Schlagintweit. Météorolog. of India. Leipzig, 1866.
(3) Fuchs. Géographie médicale. Berlin, 1858.

teaux du Pérou et de la Bolivie, est de la même opinion
que Fuchs, et il arrive à conclure à la fin de son travail que :
en prenant les Cordillières comme centre, la phtisie augmente de fréquence à mesure qu'on descend de cette chaîne
de montagnes vers la mer.

Il en est de même sur les plateaux du Mexique et sur
les montagnes Rocheuses, qui d'ailleurs ne sont que la
continuation de la chaîne des Andes dans l'Amérique du
Nord.

Tous les voyageurs qui ont visité la Colombie, la Nou-
velle-Grenade et l'Equateur : Humboldt, Boussingault,
Hilton, etc., citent les villes de Quito, bâtie à 2,918 mètres
et Santa-Fé de Bogota, bâtie à 2,641 mètres au-dessus du
niveau de la mer, comme des villes où la phtisie serait
inconnue.

Nous avons déjà vu qu'en Bolivie, au dire de Guilbert,
l'affection n'était jamais signalée à Chuquisaca, à la Paz
d'Ayacucho, à Potosi, à Santa-Cruz de la Sierra, toutes
villes situées entre 3 et 4,000 mètres d'altitude.

Guilbert a aussi noté que les habitants des vallées et
des côtes atteints de phtisie au début en sont guéris lorsqu'ils quittent le séjour des lieux bas pour celui des montagnes. Le contraire est aussi vrai ; les Indiens des hauteurs qui descendent sur les bords de la mer y contractent
la phtisie. L'air de ces montagnes est tellement délicieux,
écrit Guilbert, que de le respirer le phtisique guérit sans
autre forme de traitement. Guilbert lui-même a vu guérir
cette affection, dont il souffrait auparavant, après quelques
mois d'un séjour qu'il fit dans ces montagnes, et il a consi-
gné dans sa thèse plusieurs observations qui prouvent

qu'il n'a pas été le seul à bénéficier de l'air de ces ciels bienfaisants (1).

La seule altitude ne suffit pourtant pas toujours pour préserver de la tuberculose. La question de la latitude est au moins pour quelque chose dans celle de l'altitude ; ainsi en Europe, à partir de la 58ᵉ parallèle, en remontant vers le pôle, et en Amérique, à partir de la 44ᵉ boréale, et en remontant vers le Nord, on trouve une diminution croissante dans la fréquence de la phtisie.

Dans l'Amérique du Sud, encore bien plus privilégiée que sa jumelle du Nord, à partir du 36ᵉ degré de latitude australe, en descendant vers le détroit de Magellan, la phtisie serait complètement inconnue. Les tribus araucaniennes qui habitent même entre les hauteurs mourantes des Andes et la mer — au-dessous du 36ᵉ — sont totalement exemptes de la tuberculose.

Dans les vallées situées à une hauteur moyenne, sur lesquelles règne toujours un épais brouillard, lequel, couvrant le sol en suivant les sinuosités du terrain, détermine ainsi une humidité à son maximum, où l'air est difficilement renouvelé par suite d'accidents de terrain et où pour les mêmes causes le soleil ne pénètre que très rarement, dans ces vallées on voit des villages entiers décimés par la phtisie pulmonaire.

Tel serait le cas de la vallée de Joux et du village de Joux, lesquels seraient d'ailleurs très habités par des horlogers ; tel serait le cas de certaines parties du canton de Vaux, où Lebert aurait observé des cas de phtisie même à une hauteur de 2,500 pieds ; tel serait le cas de Chaux-

---

(1) Guilbert. De la phthisie au point de vue des altitudes. Thèse de Paris, 1862.

de-Fonds, dans le Jura suisse, ville industrielle bâtie à 3,500 pieds d'élévation et où pourtant, dit Richter, on rencontre autant de tuberculeux qu'à Berlin. Il est vrai de dire aussi que Chaux-de-Fonds est une ville presque tout entière habitée par des horlogers, gens qui travaillent courbés et dans des chambres étroites, de telle façon qu'on peut dire qu'ils se tuberculisent autant par diminution dans la quantité que par diminution dans la qualité de l'air qu'ils respirent.

C'est plutôt le genre de vie qui accorde l'immunité.

Toutes les populations qui habitent les sommets sont plutôt agricoles ou nomades qu'industrielles. On comprend très bien que les maçons, tailleurs de pierre, tisserands, fabricants de dentelle, cardeurs de laine, couturiers, écrivains soient plus sujets à cette cruelle maladie que les hommes qui s'occupent des rudes travaux des champs.

L'immunité d'ailleurs peut varier ; mille et mille influences peuvent contrebalancer celle de l'altitude : la disposition en plateaux est meilleure que celle en vallées et en gorges, l'exposition à l'est est meilleure que celle au nord. D'un autre côté, la pluie, les orages, l'humidité du sol, les vents régnants ont aussi leur influence dont il importe de tenir compte.

C'est ici l'instant de dire deux mots de la pression atmosphérique. Nous ne croyons point comme Hirch que c'est à la diminution de la pression atmosphérique qu'il faut attribuer tout le bon effet de l'air des montagnes. Nous croyons tout simplement que c'est la pureté de l'air qui fait tout le miracle. L'air des grandes hauteurs contient moins d'oxygène, c'est vrai, mais il contient aussi moins d'acide carbonique, ce poison des globules rouges ;

il ne contient aussi aucune impureté, aucune de ces parcelles microscopiques qui dans les terrains bas viennent se fixer dans nos organes respiratoires sans que nous en ayons conscience.

L'air des montagnes est sain parce qu'il est pur. Il est pur et n'a pas été respiré. Ce n'est pas non plus de l'air stagnant. Ce n'est pas l'air ruminé des casernes, des prisons, des ateliers; ce n'est pas l'air *réespiré* des grandes villes, l'air des théâtres, des amphithéâtres, des bureaux et des salles de conférences ; c'est de l'air qui n'a jamais été respiré, c'est de l'air vierge. C'est de l'air vierge, voilà pourquoi il tonifie, voilà pourquoi il rend la force aux faibles, voilà pourquoi il rend la santé aux malades.

ATMOSPHÈRE MARINE. — ATMOSPHÈRE MARITIME. — L'air des montagnes nous conduit à parler de l'air de la mer. C'est une question très controversée que celle de l'influence de l'air de la mer sur la production de la tuberculose. Il y a d'abord à faire un subtil distinguo. L'air des bords de l'Océan, *l'air maritime*, n'est pas l'air de la haute mer, *l'air marin*.

Rochard et Boudin sont complètement d'opinion contraire à propos de l'influence de l'atmosphère marine.

Ainsi Rochard conclut : les voyages sur mer accélèrent la marche de la tuberculisation beaucoup plus qu'ils ne la ralentissent.

La phtisie est beaucoup plus fréquente chez les marins que dans l'armée de terre.

La phtisie marche à bord des navires avec plus de rapidité qu'à terre.

Les professions navales doivent être interdites aux jeunes gens menacés de phtisie.

Boudin, au contraire, conclut, en s'appuyant sur des relevés statistiques des armées anglaises de terre et de mer : la phtisïe cause moins de ravages dans l'armée de mer que sur celle de terre.

Les pertes de la marine anglaise sont à celle de l'armée anglaise comme 1 est à 4, et même comme 1 est à 6, en ce qui concerne la garde royale.

Si l'action curative de la mer est à étudier, l'action préventive est incontestable.

A l'appui des conclusions de Rochard, Johnson fait observer que pendant un séjour de quatre années que fit dans la Méditerrannée une flotte anglaise, sur 455 décès on en comptait 151 par la phtisie.

Mais d'accord avec Boudin sont : Forster, par ses observations faites pendant les croisières du fameux Cook dans les maires polaires, et M. Bertillon par un mémoire publié dans les Annales d'hygiène de 1862.

Laënnec, se fondant sur les observations générales, croyait aussi à l'influence préservatrice de l'atmosphère marine, et Wiesdach affirme que pendant les quatorze ans de séjour qu'il lui fut donné de faire aux bains de Nordernay, sur la mer du Nord, il ne lui a été permis d'observer que 4 cas de tuberculose.

M. le professeur Peter croit à l'influence bienfaisante de l'atmosphère marine : « Si l'Egypte était favorable aux Européens atteints de phtisie, ce n'était pas tant par elle-même qu'en raison de la longueur du voyage maritime qu'il fallait accomplir — au temps de Celse — pour l'atteindre » (Peter, Clinique).

Pour nous, d'accord en cela avec Boudin et M. le professeur Bouchardat, nous croyons à l'influence relativement préservatrice de l'air de la mer, surtout pour ceux qui ne

sont que prédisposés à la tuberculose et qui vont en mer
mener une vie active et continente, tout en se nourrissant
bien ; mais nous comprenons aussi, comme l'a fort bien fait
voir le professeur Peter, que sur une flotte dont les matelots sont surmenés et sans qu'ils ne puissent suffisamment
réparer les pertes multiples qu'occasionnent leurs violents
exercices, et les veilles, et l'exposition continuelle à toutes
les intempéries de la mer, nous comprenons, disons-nous,
que dans des conditions aussi désavantageuses la phtisie
puisse causer de grandes éclaircies dans les rangs des
équipages. Dans des cas pareils, l'hygiène du matelot est
la seule cause à incriminer.

CLIMATS HUMIDES. — Les villes maritimes bâties sur des
côtes humides sont, en général, des foyers de tuberculisation. Aussi, en Hollande et en Angleterre, pays de brumes
et d'humidité, la phtisie est commune, surtout dans les
villes du littoral. On a remarqué que parmi les petites Antilles, la Barbade était une des moins éprouvées par cette
épidémie du xix° siècle, sans doute parce que de toutes
ces îles c'est elle qui jouit du climat le plus sec.

Nous avons cité la ville de Jérémie, en parlant du climat
d'Haïti, comme une des rares villes de cette île qui four-
nissait un certain contingent à la phtisie Eh bien, Jérémie
est une ville très basse et très humide, où, dans certaines
saisons de l'année, le brouillard reste assez longtemps suspendu sur la cité avant que le soleil ne le vienne dissiper.

Nous avons ci-dessus montré que dans certains pays, à
mesure que l'on s'éloignait du littoral et qu'on gagnait les
hauteurs, la phtisie se faisait rare. Tout simplement
parce que l'air des hauteurs est de l'air sec. Nous avons dit
plus haut combien au Yucatan la phtisie était rare.

Le Yuacatan est un des pays les plus sains de l'Amérique. Cela tient à l'extrême sécheresse du sol et de l'atmosphère. (Voir Robertson, Histoire de l'Amérique, tome I).

Constitution géologique du sol. — La nature du terrain paraît avoir une certaine influence sur la production de l'affection.

Dans les terrains sablonneux et perméables, dans les terrains d'alluvions surtout, on remarquerait plus de phtisiques que dans les terrains argileux.

On a aussi remarqué, et cela en Amérique, que des villes qui avaient drainé leur sol et canalisé leurs eaux avaient vu diminuer le nombre de leurs phtisiques (Bowditch) (1).

Les pays à terrrains granitiques offrent peu de cas de phtisie. En France, l'exemple que nous offre le Morvan, le Limousin et la Bretagne, pays à terrains granitiques, confirme cette donnée. Le même exemple nous est offert en Amérique, par la Cordilière des Andes, en Asie, par l'Himalaya et les plateaux thibétains.

On constate que la taille de l'homme qui vit sur ces terrains est moins élevée qu'elle ne l'est ailleurs, mais aussi les races qui les habitent sont généralement pourvues d'un beau sang.

Pour nous, dans le fond de la question, l'influence de la constitution géologique est intimement unie à celle de l'air ambiant. En effet, nous savons qu'il est démontré, en géologie, que les terrains granitiques sont des terrains de montagnes, tandis que les terrains d'alluvions sont des

____

(1) Bowditch. Statistique sur la phthisie pulmonaire dans la Nouvelle-Angleterre. Gaz. méd., 1868.

terrains de plaines ou des terrains côtiers. Voilà pourquoi on rencontre plus de tuberculeux sur les terrains d'alluvion que sur les terrains granitiques.

Toutes choses égales d'ailleurs, sont aussi exemptes de la phtisie les populations qui habitent sur des terrains dits dolomitiques, terrains composés en grande partie de sel marin et de dolomie, c'est-à-dire de chlorure de sodium, de carbonate de chaux et de carbonate de magnésie (1).

En Haïti, Gonaïves et l'Anse-à-Veau, villes où la phtisie est très rare, sont bâties, la première, sur des terrains dolomitiques, la seconde, partie sur un terrain granitique, partie sur un terrain dolomitique.

Disons aussi, en passant, que les terrains granitiques et quartzifères abondent en Haïti.

La Température. — La température, considérée en elle-même, influerait peu sur la pathogenèse de la tuberculose.

Autrefois on croyait à l'influence préservatrice des pays chauds. Mais Louis a montré qu'elle n'existait point, et dans ces temps derniers on est tombé d'accord sur ce fait, à savoir que : la phtisie est de tous les pays, qu'ils soient chauds ou froids, à de rares exceptions près, telles que le Sénégal et la province de Madras dans la zone torride, les pays des Esquimaux au pôle Nord et le pays des Patagons au pôle Sud. Ce sont donc des pays très froids et des pays très chauds qui seraient, de par la température seule, exempts de phtisie. Mais nous aimons mieux croire que d'autres conditions que celles-là viennent influer sur la

---

(1) La dolomie est un carbonate double de chaux et de magnésie (Contejean) ou encore un carbonate calcico-magnésien (CO^3) 2 Ca Mg. avec mélange isomorphique (Wurtz).

pathogenèse de l'affection, de trop nombreuses exceptions nous donnant raison dans cette manière de voir.

On est aussi d'accord sur la rapidité de la terminaison fatale de la maladie plus grande dans les pays chauds que dans les pays froids. Dutroulau, Rufz, Lepetit, Justin da Silva Gomez qui ont écrit sur la maladie et qui ont eu la chance de l'observer à la Martinique, à la Guyane, à l'île Bourbon et au Brésil, sont tous quatre de cette opinion. Dans la zone torride on a prétendu que l'action de la température variait avec la longitude géographique. Ainsi Boudin veut que ce soient les îles du golfe du Mexique qui souffriraient le plus de la maladie tandis que les terres du continent, tant en Afrique qu'en Asie, jouiraient d'une plus grande immunité à cet égard. Nous sommes loin de partager, sur ce point, les idées de Boudin. Nous attirons plutôt l'attention sur ce fait de géographie démographique : c'est que les villes antiléennes sont très connues et quelques-unes assez populeuses, tandis que l'on connaît peu le continent africain et que, d'ailleurs, la population est très disséminée sur ce vaste continent. Quant à la prétendue immunité relative du continent asiastique, nous avons vu qu'elle n'était pas incontestable, du moins dans les villes de l'Inde anglaise.

D'ailleurs l'influence générale des pays chauds n'est pas sans être contestée. Ainsi, Rochard veut que les pays chauds envisagés dans leur ensemble exercent une fâcheuse influence sur la marche de la tuberculisation et en accélèrent le cours.

« Les pays situés sous la zone torride (les pays chauds proprement dits) jouissent surtout de cette fâcheuse prérogative et le séjour doit en être formellement interdit aux phtisiques. La plupart des pays chauds situés en dehors de la zône équatoriale sont également préjudiciables aux tuberculeux ; quelques points placés sur les confins de cette région et concentrés sur un étroit espace font exception » (Rochard.)

Pour Boudin, dans tous les pays chauds sans exception, les pertes par phtisie sont plus faibles qu'en Angleterre.

Nous empruntons à M. le professeur Bouchardat un petit tableau de statistique qui montre bien ou la nullité d'action de la température extérieure ou l'extrême complexité de cette question.

Statistique de 17 villes ordonnée par rapport à la fréquence de la phtisie.

DÉCÈS sur 1,000 :

Marseille	250	Copenhague	100
Londres	236	Strasbourg	97
New-York	190	Berlin	71
Boston	166	Havane	70
Philadelphie	150	Stockolm	63
Paris	120	Buenos-Ayres	50
Vienne	114	Milan	52
Munich	107	Rome	50
Gênes	106		

On remarquera que Marseille, exposée aux coups du vent Nord, vent très froid pour une ville située dans la région chaude des pays tempérés, tient la tête de cette statistique par le nombre de ses phtisiques.

Variations de température. — Comme on le voit dans le tableau qui précède, c'est surtout dans les pays tempérés, ceux dans lesquels les variations de la température sont brusques et profondes, que l'on voit se développer la phtisie.

« Entre les tropiques, écrivent Hallé et Thillaye (1), où les vents alizés soufflent habituellement, la constitution atmosphérique ne présente que de rares modifications, tandis que dans nos climats, où la direction des vents ne paraît être ni constante, ni périodique, dans toutes les saisons et avec une rapidité extrême, on voit souvent des dispositions atmosphériques contraires succéder les unes aux autres.

« C'est surtout sur les bords de la mer que cette variabilité de la température est la plus grande ; et c'est peut-être à cette raison que, d'une manière générale, il faut attribuer la plus grande fréquence de la maladie — toutes conditions d'altitude et de longitude égales — dans les îles que dans les continents. »

Nous admettons avec Metzquer que la maladie se développe chez les gens qui changent de climat et qui surtout passent subitement d'un pays très chaud à un pays très froid (2).

Dans bien des pays pourtant, où la température est changeante et variable, on ne voit que peu de phtisiques ; cela tient alors à ce que certaines causes indépendantes de l'action de la température et de ses variations viennent favoriser ces pays et leur faire acquérir par ainsi une immunité relative.

INFLUENCE DES VENTS. — Les brusques variations de la température sont le plus souvent dues aux vents. On comprend très facilement qu'un vent très froid exercera une

---

(1) Hallé et Thillaye. Art. Température, du Dictionnaire en 60 vol. t. LIV.

(2) Metzquer. De la prophylaxie de la phthisie pulmon. Gaz. méd. de Strasbourg, 1869.

influence d'autant plus grande sur la production des maladies de poitrine alors qu'il aura succédé à un vent chaud.

Les catarrheux et les tuberculeux — nous enseigne la saine observation des faits — voient presque toujours leur état s'aggraver sous l'influence d'un vent humide et froid. C'est à la malheureuse influence des vents du Nord que M. le professeur Bouchardat attribue les grands ravages que la phtisie exerce à Marseille, comme nous l'avons vu plus haut.

En Italie, ces mêmes vents du Nord (Tramontana) sont les auteurs des mêmes méfaits. Descendant des Alpes et des Appenins vers les villes du littoral, ils sont toujours froids. S'ils sont froids et secs ils engendrent les pleurésies, les pneumonies, les bronchites et indirectement les phtisies. Le sirocco, vent du Sud-Est, venant d'Afrique, après avoir traversé la Méditerrannée, le sirocco, vent humide et chaud, est très redouté en Italie, comme en Sicile et en Corse.

Dans les îles Ioniennes, ce sont surtout les vents du Nord qui, venant des Alpes autrichiennes et italiennes et même des Karpathes, occasionnent souvent de profondes et brusques perturbations dans les couches d'air généralement tièdes qui entourent ces îles.

En Espagne, sur la côte méridionale, aux environs de Gibraltar, les vents d'Est et de Nord-Est sont très dangereux et très nuisibles pour les personnes à poitrine délicate (Hirch).

La désastreuse influence de ces vents peut aider à comprendre cette mortalité de 33 0/0 qui se fit constater sur des troupes noires que l'Angleterre avait amenées de ses différentes colonies pour tenir garnison à Gibraltar. « Les conditions les plus fâcheuses pour la santé sont les variations brusques de chaud et de froid pendant le jour et la nuit » (Monneret).

Aussi nous empressons-nous ici de blâmer cette imprudente habitude que l'on a chez nous — en Haïti — et dans tous les pays chauds d'ailleurs, de se mettre au lit en laissant les fenêtres ouvertes, et cela durant toute la nuit quelquefois, après qu'il a fait une journée très chaude.

La physique nous enseigne que la terre rend la nuit une grande partie de la chaleur qu'elle a absorbée le jour. Plus le ciel est pur et serein, plus le *rayonnement nocturne,* c'est à dire la soustraction de chaleur que les espaces azurés font à la terre, est grand.

On s'est couché le soir ayant chaud et cherchant vainement le sommeil. Il vient enfin lourd, accablant. On s'endort lassé, brisé de la fatigue de l'avoir tant cherché. Pendant la nuit on se sent avoir froid, on se réveille grelottant; le lendemain on est pris d'un petit rhume, d'une petite toux insignifiante, en apparence, et..... chez les personnes prédisposées, un ou deux mois après les premiers symptômes d'une phtisie au début font leur apparition.

C'est donc une très grave imprudence que de se mettre au lit en laissant les portes ou les fenêtres ouvertes la nuit, surtout s'il a fait très chaud pendant la journée. Se défier enfin des belles nuitées : trop ardentes ou trop belles, elles sont toujours perfides comme l'onde — cette nuit liquide.

INFLUENCE DES SAISONS. — « Celui qui veut étudier convenablement la médecine doit avant tout — disait l'immortel Asclépiade — considérer les effets que chacune d'elles peut produire, car elles ne se ressemblent nullement. » (Hippocrate. Des airs, des eaux et des lieux.)

Dans tous les pays chauds et tempérés, la phtisie serait

une maladie qui débuterait en hiver. C'est du moins l'opinion du professeur Jaccoud, et nous la partageons pleinement. « Les saisons froides, dans les climats tempérés et chauds, favorisent l'explosion de la tuberculose d'une manière indirecte en provoquant des catarrhes broncho-pulmonaires chez les individus prédisposés ; cette influence de la saison est on ne peut plus nette pour la tuberculose miliaire, dont les cas les plus nombreux débuteraient en hiver (1).

Et ce n'est pas seulement parce qu'avec l'hiver règnent les catarrhes broncho-pulmonaires que la tuberculose fait explosion, mais encore parce que continuité dans la dépense des éléments organiques sans réparation suffisante de ces éléments.

En un mot, c'est lorsqu'il fait froid que les vêtements pour se chaudement couvrir manquent, que l'on ne peut assez se réchauffer, que l'on ne peut se nourrir de bons aliments, c'est alors que l'on voit la phtisie apparaître.

Le froid engendre une débilité excessive : la misère physiologique, et c'est surtout lorsque le pauvre est sous le coup de cette misère physiologique que la phtisie se déclare.

Pour Bouillaud le froid doit être placé en première ligne dans l'étiologie de cette affection. Broussais, Flourens et Coste auraient même déterminé l'appartion de tubercules dans les poumons d'animaux soumis au froid.

Le froid et surtout le froid humide est une des causes prédisposantes les plus actives de la phtisie.

L'hiver est donc la plus redoutable saison pour les malheureux prédisposés à la tuberculose. A redouter aussi un automne pluvieux et froid.

____

(1) Jaccoud. Pathologie interne, t. I, 1878, p. 1061.

Le printemps et encore l'automne agissent de la même manière que les températures variables : ils augmentent le nombre des tuberculeux.

Le plus grand nombre des décès occasionnés par la phtisie ont lieu en hiver et au printemps.

La statistique de Portal portant sur 12,668 décès occasionnés par la phtisie pulmonaire les répartit ainsi qu'il suit :

Printemps	3.184
Hiver................	3.109
Eté	3.076
Automne............	3.001

La statistique que nous empruntons au charmant mémoire de M. le professeur Bouchardat, quoique portant sur un moins grand nombre de faits, mais peut-être plus précise et plus vraie, donne les chiffres suivants :

DÉCÈS PAR PHTISIE :

Hiver................	781
Printemps...........	662
Eté.................	600
Automne	554

Benoiston de Châteauneuf et Boudin, précisant davantage, s'accordent pour affirmer que le maximum des décès correspondait au mois d'avril et le minimum au mois d'octobre. Cette affirmation de la statistique moderne donnerait tort à la croyance populaire suivante, à savoir : qu'un plus grand nombre de phtisiques cesseraient de respirer en automne plutôt qu'en toute autre saison de l'année.

Cette croyance populaire qu'un poète a immortalisée (1) a une origine très ancienne. N'est-ce pas le père de la médecine qui, le premier, a dit (2), en un aphorisme demeuré célèbre : « L'automne est funeste aux phthisiques ? »

La statistique du Dr Ely, encore plus-précise et plus contemporaine que toutes celles que nous avons ci-dessus données, produit les chiffres suivants pour la période quinquennale de 1865 à 1869. D'après cette statistique, qui fut publiée dans la *Gazette hebdomadaire* en 1872, il est mort, à Paris, pendant cette époque lustrale sus-mentionnée, 8,250 personnes annuellement par la phtisie. Sur 1,000 décès il y en avait 176 par phtisie, soit un *sixième ;* la moyenne générale par jour a été de 22,59. Les mois les plus chargés en mortalités par suite de tuberculisation sont Avril et Mars. D'ailleurs voici les chiffres :

Avril...............	Par jour	27.46
Mars...............	—	26.32
Mai...............	—	24.52
Février...........	—	23.66
Janvier...........	—	22.71
Décembre.........	—	23.35
Novembre........	—	21.72
Octobre..........	—	21.42
Juin...............	—	21.00
Septembre........	—	20.53
Août..............	—	19.75
Juillet	—	19.68

D'après toutes ces statistiques que nous venons de fournir — et nous ne les avons fournies que pour asseoir nos conclusions — la saison la plus mortelle pour les

---

(1) Millevoye. Elégies. La chute des feuilles.

(2) Brochin. Dict. encyc. des sciences médic., t. IX. Constitutions médicales, p. 751.

phtisiques n'est pas du tout celle de la chute des feuilles ;
c'est plutôt celle du renouveau. Il faut désormais inno-
center l'automne et dire — contrairement à l'opinion d'Hippocrate — : Le printemps est funeste aux phtisiques.

Influences de race. — Nous rejetons complètement l'o-
pinion qui court qu'il y a des races plus particulièrement
prédisposées à la phtisie.

S'il semble, au premier abord, que la race noire soit
plus prédisposée que les autres à contracter la tuberculose,
cela n'est pas intimement vrai, cela n'est pas vrai par essence.

« Toutes les races, dit M. le professeur Jaccoud, sont
exposées à la tuberculose, mais la race noire est plus décimée, ce qui s'explique aisément par les conditions hygiéniques qui lui sont propres » (1).

Conditions hygiéniques qui lui sont propres ! Conditions
hygiéniques qui peuvent varier ! Dès l'instant qu'elles varient, la fréquence de la maladie chez les hommes de race
noire peut varier aussi.

C'est, du reste, ce qui est vrai, comme nous allons le
prouver ici.

Il est dit qu'en Algérie on voit l'affection tuberculeuse
moins commune chez les Juifs et les Arabes que chez les
noirs, et très rare chez les Maures, premiers habitants du
pays.

Très facilement on comprend que les Arabes et les Juifs,
placés dans des conditions de fortune meilleures que celles
des noirs, soient moins qu'eux atteints de cette maladie.
Quant aux Maures, autocthones, ils jouissent du bénéfice

---

(1) Jaccoud. Pathologie interne, p. 1060, t. I.

reconnu par cette loi d'hygiène et d'anthropologie, à savoir que : l'homme aborigène d'un pays est physiquement conformé de manière à pouvoir vivre convenablement dans ce pays. Les noirs, en Algérie, ont à peine subi ce qu'il est convenu d'appeler en anthropologie le petit acclimatement ; les Juifs et les Arabes jouissent du grand acclimatement ; les Maures sont — qu'on me passe l'expression — adaptés au climat algérien.

C'est surtout à cette adaptation de l'homme dans les milieux ou de tout temps ses ancêtres ont vécu, c'est surtout à cela, plutôt qu'à tout autre chose, qu'il faut rapporter cette absence constatée de la phtisie pulmonaire parmi les Tartares kirghises comme parmi les Indiens qui vivent sur les pics neigeux du Chimborazo et du Monotombo. Ceux-là n'ont respiré d'autre air que celui de leurs montagnes.

On sait qu'en Egypte, ce pays attaché aux vieilles traditions de l'Orient, quoi qu'on dise, l'esclavage, cette horrible et hideuse monstruosité, existe encore. Eh bien, Pruner-Bey attribue la tuberculose du noir en Egypte non seulement au changement de climat, mais encore, et surtout, à la captivité et aux mauvais traitements qu'il subit. Toujours exploité, n'ayant rien à lui et travaillant sans cesse pour des maîtres avides, rapaces et durs, le fellah noir serait dans une condition plus misérable encore — si c'était possible — que celle dans laquelle agonisaient les anciens esclaves des colonies anglaises.

Quoi de plus abrutissant, plutôt pour les exploiteurs que pour les exploités, et quoi de plus affaiblissant que cette vie molle et oisive des sérails pour ces splendides et robustes noirs du Khordofan et du Darfour, auxquels il faut l'air vierge de leur pays d'origine pour alimenter leur vaste poitrine et le travail pour leur conserver leur vigueur musculaire !

« A Java, la phtisie, surtout commune chez les nègres, serait en proportion décroissante chez les Javanais et les Chinois » (Damaschino, d'après Haymann).

« La phtisie pulmonaire existe aussi bien chez les Européens que chez les indigènes, et parmi ceux-ci les Javanais et les Africains en seraient plus souvent atteints que les Chinois » (Lombard, d'après Haymaun).

Voici quelques renseignements d'anthropologie démographique — que nous empruntons à Lombard — et à l'aide desquels nous allons réfuter ces deux opinions que nous venons de trancrire.

La population noire de Java est composée de Javanais Sondanais, de Javanais proprement dits — lesquels appartiennent au type malais (Topinard), — de très peu de noirs du type polynésien et d'encore moins de noirs appartenant aux deux grandes sous-races africaines, cafre et éthiopienne.

Le chiffre total des habitants de Java est évalué à 18,125,000 habitants, dont les neuf dixièmes sont Javanais purs.

La population étrangère de l'île s'élève à 387,982 habitants, se divisant comme suit :

Chinois...................... 305.897
Européens, presque tous Hollandais 35.174   dont 14,000 font partie
                                                       de l'armée.
Hindous......................... 19.518
Arabes......................... 13.083

Il y a si peu de Polynésiens et d'Africains que, même dans ce relevé de la population (fait en 1878), ils ont été considérés comme quantité négligeable et qu'il n'en est pas fait mention. Du reste, tous les géographes qui ont traité de l'ethnographie de Java ne parlent pas du tout de la population noire d'origine africaine. Nous avons consulté à cet égard les plus autorisés : Malte-Brun, Onésime Reclus, Cortambert.

A Batavia, capitale de l'île, dont le nombre des habitants s'élevait en 1875 à 99,109, les 9/10 étaient des Javanais — presque 1/10 des Chinois. Il y avait un millier d'Européens et à peine quelques noirs africains et polynésiens.

Haymann, observant dans ce milieu d'hommes noirs ou presque noirs, 90 fois plus nombreux d'ailleurs que les Européens, a pu s'être trompé, a pu mal voir, ne tenant pas assez compte de l'immense proportion *a minima* de la population néerlandaise par rapport à la population malaie. Et les honorables écrivains, M. le professeur Damaschino et M. Lombard, de Genève, ont pu citer Haymann de confiance, n'ayant peut-être pas eu le temps ou les moyens de contrôler, de vérifier ses assertions. Ce que nous faisons.

A Java, ensuite, ce sont les Javanais qui constituent la classe pauvre, tandis que les Chinois ont en main le haut et le bas commerce, et que les Européens constituent la classe aristocratique.

L'élément africain étant à peine perceptible à Java, on ne peut pas dire avec Damaschino-Haymann que la maladie, commune chez les noirs, serait en proportion décroissante chez les Chinois et les Javanais, — on ne peut pas dire non plus avec Lombard-Haymann que la maladie frappe plus souvent Javanais et Africians que Chinois.

Lorsque l'on voit M. Lombard lui-même dire, plus loin, en parlaut de la pathologie de l'île de Java, en particulier, et de celle des îles de la Sonde en général : les maladies thoraciques et en particulier la phtisie pulmonaire sont peu répandues(1),on est plutôt tenté de conclure,—surtout quand on sait que la population de Java, étant composée 9 sur 10 de Javanais, c'est forcément parmi ces Javanais que doit se trouver la classe nécessiteuse, — on est amené à conclure à la nullité de l'influence de race et à ne voir dans le fond du débat que la simple confirmation de cette loi de pathologie générale, à savoir que : la phtisie est une maladie du pauvre.

Le Javanais de la basse classe se nourrit habituellement de riz et d'ignames assaisonnés de piment. Des tribus de l'intérieur se refusent même absolument à manger de la viande, leur religion — la bouddhique — le leur défendant. Puis, Java est une île de climat chaud humide, les Javanais sont grands fumeurs de tabac et d'opium, très amoureux et, de plus, très amateurs de boissons fermentées ; voilà, ce nous semble, assez d'éléments à fournir en dehors et à l'exclusion de l'influence ethnique pour expliquer la petite mortalité qu'occasionne la tuberculose à Java.

En dernier lieu, n'oublions pas que le Javanais est l'opprimé, le foulé, l'exploité. C'est lui qui travaille, qui s'échine pour que le Hollandais et le Chinois puissent recueillir et jouir.

Nous concluons. Donc — toutes proportions gardées — la tuberculose n'est pas plus commune à Java chez *le Malais* que chez le Chinois et l'Européen ; — en tout état de cause, l'influence ethnique n'est absolument pour rien dans les cas de tuberculose observés à *Batavia* par Haymann, sur *les Javanais*.

---

(1) Climatologie médicale, t. IV, p. 284.

Aux Etats-Unis, depuis qu'un régime plus doux a remplacé le système inhumain et anti-chrétien de l'esclavage, la race noire est beaucoup moins exposée qu'elle ne l'était autrefois. L'homme noir étant devenu quelqu'un, a aujourd'hui conscience de son être ; il s'occupe de lui-même, de son cerveau, de son hygiène ; la transformation sociale et l'intellectuelle ont amené à la suite les sélections physique et biologique générales.

En Arcadie ou Nouvelle-Écosse et dans le Nouveau-Brunswick, provinces du Canada situées sur l'Océan Atlantique et limitrophes de la frontière Nord-Est des Etats-Unis, on trouve une population de 31,000 noirs vivant et procréant très bien dans ces pays où il fait pourtant très froid pendant au moins sept mois de l'année.

« Sur ces 31,000 noirs, dit Ramon, dans son livre *La France aux Colonies*, 11,000 sont des immigrés, les 20,000 autres sont des natifs. » « Dans les provinces du Sud des États-Unis : Caroline, Virginie, Louisiane, Mississipi, Arkansas, Texas, etc., 700,000 noirs ont été introduits jusqu'en 1808. Aujourd'hui ils sont au nombre assez respectable de 4,000,000. Avant la guerre de Sécession, dans les États du Sud, dits consommateurs — c'est-à-dire dans lesquels les productions principales consistaient en coton, sucre et riz, et où les noirs étaient indispensables, excédés de travail, ils mouraient beaucoup plus que dans les États éleveurs où ils travaillaient peu et étaient bien nourris » (Bertillon).

M. Bertillon, après avoir cité ces faits, dit avec beaucoup de bon sens et de raison : « C'est pourquoi nous croyons que les faits recueillis par Boudin sur la mortalité des noirs dans ces conditions défavorables (de soldats, d'esclaves, de parias, d'exploités, de vaincus par la concurrence des

blancs) ne prouve absolument rien en ce qui touche l'acclimatement lui-même.» «Nous concluons, ajoute-t-il, que la
possibilité d'acclimatement de l'homme de couleur (africain) aux Antilles, dans les États du Sud de la Confédé-
ration étoilée, est démontrée pour les localités où il se rencontre dans un milieu favorable » (Bertillon) (1).

Boudin, se fondant sur des statistiques anglaises, avait
avancé que la phtisie sévissait plutôt sur les troupes noires
que sur les troupes blanches, que l'Angleterre emploie
dans ses inombrables colonies.

« Ainsi, écrit Boudin, d'après les statistiques dressées
par les médecins des troupes anglaises, le nombre annuel
des décès serait, sur 1,000 hommes, répartis comme
suit :

COLONIES.	TROUPES BLANCHES.	TROUPES NOIRES.
Jamaïque............	7.5	10.3
Bahama..............	6.0	9.7
Hondurus............	3.0	8.1
Sierra-Leone.........	6.0	6.3
Maurice.............	4.0	12.9
Ceylan.............	4.9	10.5
Gibraltar...........	5.3	33.0

« A mesure que l'homme noir s'éloigne de son pays d'o-
rigine non seulement dans le sens de la latitude mais même
dans la simple direction de l'Ouest à l'Est, sa prédisposition pour la phthisie tend à prendre des proportions plus
élevées.

« Les pertes par phthisie, dit-il, ont atteint à Gibraltar

---

(1) Bertillon. Art. *Acclimatement*, du Dict. encyclop. des sciences
médicales.

le chiffre très élevé de 33 pour 100, — ce chiffre à lui seul suffirait pour établir l'incompatibilité de la race noire avec le midi de l'Europe ».

Comparant les nombres de décès qui ont lieu dans l'armée anglaise de garnison à la Guyane et dans les différentes Antilles anglaises, il trouve les chiffres suivants pour une période annuelle :

COLONIES.	TROUPES BLANCHES.	TROUPES NOIRES.
Guyane anglaise........	6.4	17.9
Trinité..............	11.5	16.4
Tabago................	11.0	12.0
Grenade..............	6.6	9.5
Saint-Vincent.........	10.5	13.0
Barbade.............	15.8	18.7
Sainte-Lucie..........	12.5	14.8
Dominique............	.3	10.7
Antigoa..............	8.0	16.8
Saint-Christophe......	9.5	23.9
Moyenne	10.4	Moyenne 16.5

Faisant la part de la différence de prédisposition ethnique qui, selon lui, existe entre les Anglais, les Hindous et les noirs, Boudin ajoute : « C'est toujours, même dans l'Inde, la race noire qui est la plus éprouvée. Ainsi à Ceylan, où se trouvent des corps de cinq provenances différentes, les décès causés par la phtisie se trouvent ainsi repar-tis.

DÉCÈS ANNUELS SUR 1,000 HOMMES :

Troupes indigènes (Ceylan)......	1.6	
Troupes recrutées dans l'Inde....	1.9	déjà une légère différence.
Pionniers (même origine)........	2.5	travail plus pénible.
Malais.......................	3.6	
Troupes anglaises.............	4.1	
Troupes noires	10.5	

« *Au Cap de Bonne-Espérance, pour le soldat anglais comme pour le soldat hottentot, sur 1,000 hommes le chiffre annuel des décès n'est plus que de 2,4.* »

Boudin veut, en somme, que ce soit l'influence ethnique qui doit être invoquée dans le fond de la question.

Nous ne partageons nullement la manière de voir de Boudin.

Nous osons même combattre son opinion et nous nous servirons d'armes qu'il nous a fournies — ses propres chiffres — pour le réfuter.

Il nous semble, en effet, qu'au lieu d'invoquer l'influence de race et la rendre responsable des décès causés par la phtisie en plus grand nombre dans les rangs des troupes noires que dans ceux des troupes blanches, il nous semble qu'on doit plutôt s'en prendre au changement brusque et complet qui survient dans l'hygiène des troupes noires transportées de leurs lieux d'origine vers des ciels moins cléments.

Dans les garnisons anglaises, les soldats qui composent les troupes blanches, mieux traités, plus substantiellement nourris que ceux qui composent les troupes noires, ayant une hygiène plus réglée et toute de sollicitude, et d'ailleurs, plus instruits et connaissant mieux leurs besoins, doivent naturellement se mieux porter que les soldats noirs, lesquels ne sont jamais placés dans des conditions identiques de bien-être ceux-ci que ceux-là.

A Gibraltar, par exemple, ville placée à l'entrée du détroit où soufflent souvent des vents très froids, où la température est excessivement variable, il est facile d'admettre et de comprendre que les moindres catarrhes pulmonaires contractés à la suite de ces brusques variations de temps, et toujours moins bien soignés chez les troupes noires que

chez les troupes blanches, peuvent entraîner la consomption chez les premieres.

Tout le monde sait, de plus, qu'il est beaucoup plus difficile aux gens qui ont toujours vécu dans de vastes plaines
ou sur des montagnes qu'aux gens qui ont presque toujours
vécu dans les villes de se plier à la vie des casernes.

A peu de choses près, les soldats anglais, à Gibraltar,
suivent le même régime alimentaire que celui qu'ils sui-
vaient dans leur pays : celui des Africains est changé du
tout au tout.

Il nous semble que c'est plutôt à toutes ces causes réunies qu'on doit de voir une mortalité si disproportionnée —
comparativement à celle des troupes blanches — sur les
troupes noires de garnison à Gibraltar. Quand on la compare, cette mortalité, à celle des troupes noires en garnison à Sierra-Leone et au Cap de Bonne-Espérance, elle
n'est pas plus grande chez les Africains que chez les Anglais.

Les mêmes raisons pourraient être invoquées pour expliquer ce qui se voit dans les rangs de l'armée de garnison
des Indes ; les mêmes raisons pour ce qui se passe dans les
Antilles anglaises. Dans ces dernières colonies, les troupes
noires sont non seulement moins bien traitées que les
troupes blanches, mais même toujours employées et soumises à des travaux très pénibles et très fatigants, sans
que pour cela les hommes qui les composent puissent suffisamment réparer les nombreuses pertes de leur organisme, puisqu'on ne les nourrit que de riz tandis que les
troupes anglaises sont nourries de viande et de pain.

Donc, dans la question, pour nous, l'influence ethnique
n'est rien.

L'hygiène qu'on fait suivre aux troupes est tout.

Cela saute aux yeux lorsque l'on compare la mortalité des troupes blanches à celle des troupes noires dans les garnisons de Sierra-Leone et du Cap de Bonne-Espérance. Dans ces colonies africaines, les troupes noires sont chez elles, les miliciens dont elles sont formées sont des autochotones ou des indigènes, ils se nourissent des aliments dont ils étaient accoutumés de se nourrir depuis leur enenfance, s'ils tombent malades ils se soignent eux-mêmes avec les feuilles et les simples africains, ils ne sont pas dépaysés et par conséquent ne sont pas tristes, leur hygiène n'est pas changée, aussi la phtisie ne cause pas plus de ravages dans leurs rangs qu'elle n'en cause dans les rangs des troupes blanches.

Nous avons vu plus haut l'illustre Dr Livingstone, qui a séjourné pendant plus de trente ans dans l'Afrique méridionale et qui l'a parcourue en tous sens, affirmer que la phtisie était inconnue dans le centre du continent africain (1).

Nous avons vu avec Thévenot, Bouchardat, etc., que l'affection était très rare au Sénégal.

Ailleurs nous avons vu avec Rufz que la phtisie était plus rare à la Martinique chez les noirs que chez les blancs créoles.

Nous avons vu aussi qu'en Haïti, pays de montagnes, et où le noir est maître du sol, la phtisie était fort rare.

En résumé : toutes les races sont, au même titre, sujettes à la phtisie pulmonaire ; aucune d'elle n'en est exempte ; aucune ne jouit d'une vraie immunité. S'il semble, au pre-

----

(1) Livingstone. Voyages et recherches d'un missionnaire dans l'Afrique méridionale, trad. par Henriette Loreau, 1859.

mier abord, qu'elles présentent quelque différence dans leur aptitude à contracter la maladie, à qui regarde bien et au fond, il n'en est rien.

Nous voilà parvenu au bout de cette étude des influences climatériques, ethniques et saisonnières sur la pathopoëse de la tuberculose.

Que de choses nous avons omises, que d'autres nous aurions pu passer sous silence! Mais nulle chose n'est parfaite !

De ce que nous avons vu, il nous paraît que quelques vérités se sont dégagées, il nous semble qu'il nous est permis, pour conclure, de formuler les propositions suivantes :

1º La phtisie pulmonaire est de tous les climats ; les influences locales doivent être toujours considérées car elles jouent un grand rôle dans la genèse de la maladie.

2º A latitude égale, et toutes choses égales d'ailleurs, la fréquence de la phtisie diminue à mesure qu'on s'élève vers les sommets des montagnes.

3ª Les grandes altitudes jouissent d'une immunité constatée et réelle.

4º L'influence de l'automne est moins fâcheuse qu'on ne le pensait autrefois ; c'est même la moins fâcheuse des influences saisonnières.

5º L'influence de la race n'est, en définitive, que celle du climat toujours liée à l'hérédité et à l'innéité (Monneret) (1) ou liée aux influences de conditions sociales.

6º Au point de vue purement ethnique, au point de vue d'anthropologie pathologique, la race noire n'est pas plus prédisposée que les autres à la tuberculose.

---

(1) Monneret. Pathologie interne, t. II, 1868 Paris, p. 337.

Alimentation.

L'influence d'une mauvaise alimentation a été de tous les temps considérée comme une des principales causes de la tuberculisation.

« La fonction suprême de l'animalité, dit un de nos savants professeurs, est l'hématopoëse. Que l'hématopoëse soit viciée par insuffisance digestive, voilà la tuberculisation devenue possible. » (Peter. Clinique.)

C'est ainsi que les enfants élevés au biberon, c'est-à-dire nourris d'un lait qui n'est jamais aussi bon que le serait celui de la mère ou de la nourrice, et qui, de plus, leur est trop souvent mesuré avec parcimonie, ou donné inintelligemment, c'est ainsi que les enfant élevés au biberon sont plus sujets à se tuberculiser ou à devenir tuberculeux dans l'avenir.

« Nous concevons parfaitement, du reste, disent Barthez et Rillet, qu'une nourriture malsaine ou insuffisante soit tout aussi apte que l'altération de l'air à mettre en jeu la prédisposition aux tubercules. Dans un cas, le sang sera vicié par une hématose incomplète, dans l'autre par un chyle d'une mauvaise qualité. Il ne répugne pas à la raison de croire que ces deux sortes de lésions des liquides nourriciers, peuvent déterminer l'apparition des tubercules. »

« La théorie et la pratique s'unissent pour faire admettre l'influence d'une mauvaise alimentation. Sur 52 enfants soumis à une alimentation insuffisante, 28 sont morts tuberculeux (1). »

Une alimentation végétale est insuffisante pour réparer

______

(1) Barthez et Rillet. Maladies des enfants, t. III.

les pertes quotidiennes de l'organisme humain, surtout lors
qu'il s'agit de l'homme des villes. Nous savons, en effet,
que le laboureur assimile et utilise mieux les féculents que
le citadin : une alimentation exclusivement féculente serait
préjudiciable à ce dernier surtout si elle était prise en petite quantité.

« Une alimentation défectueuse, une alimentation ré-
duite à de trop petites rations, ou bien, quoique suffisante
en apparence sous le rapport de la quantité mauvaise néanmoins par la qualité peu nutritive des substances qui en
font la base ordinaire : voilà ce que les meilleurs esprits
s'accordent à considérer comme une influence des plus
réelles et des plus puissantes de la pathogénie de la tuberculisation.

« C'est là, sans nul doute, une des causes les plus actives
en vertu desquelles existe cette grande loi de la statistique
administrative et politique à savoir : qu'il y a une plus
forte proportion de sujets tuberculeux dans la classe ouvrière et pauvre que dans la classe des gens aisés et riches
Chez les personnes originairement prédisposées à la tuberculisation, il n'est pas même besoin que l'alimentation,
pour venir en aide à cette prédisposition, soit essentiellement mauvaise ? Il suffit alors qu'elle ne soit pas très réparatrice, qu'elle ne soit pas analeptique (1) ? »

Aussi la phtisie est surtout une maladie du pauvre. Et
la statistique le prouve surabondamment. Sur 1,000 décès
de pauvres on compte 233 phtisiques, tandis que sur 1,000
décès de riches on n'en compte que 68 par phtisie. (Bouchardat.)

D'après une autre statistique, 13 pour 100 de riches se-

____

(1) Requin. Eléments de pathologie médicale, t. III, p. 229.

raient enlevés par la tuberculose tandis qu'elle en-
lèverait 33 pour cent de pauvres.

Cette énorme mortalité qui se fait sentir sur la classe
pauvre est surtout due à la continuité dans l'insuffisance
des aliments de calorification ; cette continuité dans l'insuffisance des aliments de calorification entraîne la misère
physiologique et la misère physiologique détermine la tuberculisation.

Ecoutons parler l'éminent professeur d'hygiène : « La
misère est une cause de tuberculose, parce que, dans la misère, il y a continuité d'insuffisance, manque absolu ou
relatif des choses indispensables au maintien de la vie et
à la conservation de la santé. A cause de la misère, l'homme
manque d'aliments calorifiques, de chauffage, de vêtements
chauds, il habite des lieux froids et humides, et toutes ces
causes arrivent au même résultat final : continuité dans
l'insuffisance des moyens de calorification, d'où la tuberculose. »

Mais dans d'autres circonstances, circonstances plus rares heureusement que celles dont nous venons de parler, la
privation ne dérive pas d'un défaut de ressources, mais de
conditions d'organisation qui ne permettent pas une réparation suffisante de l'économie, c'est la misère physiologique
au milieu des richesses.

« Ainsi — et nous citons encore M. Bouchardat — ainsi
une jeune fille vivant au milieu des conditions de la plus
grande opulence, dont on augmente les caprices, en les
prévenant, peut être et est souvent atteinte par la chlorose.
L'anorexie, les goûts les plus dépravés peuvent la conduire
à cette continuité dans l'alimentation mal réglée, insuffisante, que nous avons démontré être la condition d'évolution des tubercules pulmonaires : voilà évidemment la mi-

sère physiologique contrastant avec l'abondance et le luxe apparents. »

Peut encore apparaître la misère physiologique chez les gens riches, sous l'influence de certaines préoccupations morales. C'est ainsi que se tuberculisent les jeunes gens en proie aux chagrins d'amour, les femmes que la jalousie dévore, les gens que des revers subits de fortune sont venus frapper. Sous l'influence de ces chagrins — causes morales déprimantes dont nous aurons encore occasion de parler — il survient un affaiblissement des fonctions digestives, par dépression d'activité physique, l'appétit est diminué, la nutrition languit, les pertes organiques quotidiennes, bien qu'amoindries, ne sont plus réparées, et la misère physiologique apparaît et quelquefois avec elle la tuberculisation.

La continuité dans la dépense insuffisante des aliments de calorification, l'inertie, cette forme spéciale de la misère physiologique, agit moins puissamment que la trop grande perte ou l'insuffisance des aliments de force pour produire la tuberculisation, mais elle agit dans le même sens.

Nous aurons plus tard l'occasion, en parlant du défaut d'exercice comme cause prédisposante de la tuberculisation, de revenir sur ce point.

En résumé, nous pouvons dire, de concert avec l'illustre Bouchardat, que : « Les conditions étant favorables, la continuité dans la perte des aliments de la calorification, la continuité de leur insuffisance eu égard à la température extérieure et aux besoins de l'organisation, la continuité de leur dépense insuffisante, conduisent à la tuberculisation pulmonaire. »

On a aussi fait la remarque, et ceci en Angleterre, que

les personnes qui ne digéraient pas les graisses étaient, plus que les autres, exposées à contracter la phtisie. (Dobell et Brickenridge. — Ceci se comprend lorsqu'on songe qu'en Angleterre, l'homme a besoin de prendre des aliments de calorification, afin de pouvoir supporter mieux les basses températures de ce pays. C'est peut-être ce qui explique cette grande mortalité par la phtisie constatée en Angleterre, dès les temps de Sydenham ; c'est peut-être à cela — joint à beaucoup d'autres choses — qu'on doit de voir, chaque année, le tiers de la mortalité fourni par la phtisie, le pauvre peuple, le misérable ne pouvant se payer ces aliments de calorification, dont les plus agréables et les plus réparateurs, le beurre, l'huile d'olive et l'huile de foie de morue, se vendent fort cher.

« La phtisie est fréquente en Angleterre, où elle frappe plus particulièrement les classes pauvres ; c'est cette partie de la population qui a émigré de préférence en Austra - lie ; or, en arrivant dans cette seconde patrie, les cas de tuberculose sont extrêmement rares, et des mères qui avaient perdu à Londres des enfants malingres et scrofuleux, ont eu le bonheur d'avoir à Sidney une nouvelle famille riche de santé et luxuriante de formes (1). »

Cela s'explique naturellement lorsque l'on sait que tout ce qui est essentiel à la vie humaine manque complètement au pauvre ouvrier anglais sur les bords de la Tamise, tandis que ces mêmes choses essentielles à la vie, l'air, la lumière, le soleil — pour ne citer que celles-là -- il les trouve en abondance en arrivant à Sidney, à Melbourne et surtout

---

(1) Prosper de Pietra Santa. Traitement rationnel de la phthisie pulmonaire. Paris, 1875, p. 65.

sur les bords prodigieusement fleuris qu'arrosent la Murray et le Darling.

On sait, — l'hygiène nous l'apprend, — que dans les pays chauds, l'homme a moins besoin de prendre des aliments de calorification pour réparer les pertes de son organisme, le milieu ambiant lui enlevant bien peu.de sa chaleur propre ; mais cela change, quand l'homme d'un pays chaud vient habiter un pays froid. Aussi le compétent professeur, M. Bouchardat, conseille-t-il, dans ses cours d'hygiène, aux personnes des pays chauds qui viennent habiter l'Europe, de se nourrir beaucoup de viandes grasses, d'huiles, d'aliments hydro-carbonés enfin, tout en ne négligeant point les aliments azotés, parce qu'ils leur font grand besoin pour leur permettre de séjourner sans inconvénients graves dans le milieu atmosphérique nouveau où ils sont appelés à vivre.

Ne pas oublier ce mot d'un autre grand diététiste, Michel Lévy : « Changer de climat, c'est naître à une autre vie. »

Le professeur Bouchardat pense que les religieux du Mont-Saint-Bernard qui quittent la plaine pour les sommets neigeux des Alpes, de même que les gens de couleur qui viennent des pays du soleil habiter la France, et qui ne se soumettent pas à cette règle d'hygiène que nous venons de rapporter, sont très exposés à se voir devenir tuberculeux par suite de privation d'aliments respiratoires.

Il faut à ces personnes qui quittent les régions tropicales pour des pays plus rapprochés du pôle nord, il leur faut une plus grande proportion d'aliments hydro carbonés que celle dont ils étaient accoutumés de se nourrir dans leur pays.

Les fonctions respiratoires sont plus actives dans les

climats tempérés et froids que dans les pays chauds. Ici,
l'organe dont le rôle prédomine dans l'économie, c'est le
foie ; là, celui qui fonctionne le plus, c'est le poumon. Il
faut donc transformer sa nourriture de façon à ce que le
rôle du poumon soit pleinement rempli. L'organe qui
manque d'aliment languit et se dégrade.

C'est dans ces cas que l'huile de foie de morue peut rendre et rend de grands services comme aliment. On sait
d'ailleurs, à n'en douter point, que l'huile de foie de morue
enraye souvent les progrès de la tuberculose chez les individus qui la supportent bien.

Dans ces derniers temps, M. le professeur Peter a beaucoup insisté sur le danger qui existe de se nourrir d'une
alimentation toujours la même. L'alimentation doit être
substantielle et variée, surtout pour les personnes qui sont
obligées de se livrer à de violents exercices, à des marches
forcées, par exemple. Ainsi, le jeune soldat dont les habitudes et l'hygiène viennent d'être brusquement changées,
maigrit-il, puis se tuberculise quelque temps après son
arrivée sous les drapeaux, si une nourriture substantielle
et variée ne vient compenser les pertes plus grandes et plus
incessantes auxquelles il est exposé dans sa nouvelle car-
rière de soldat.

M. le professeur Colin, du Val-de-Grâce, parlant de la
fréquence de la phtisie dans ses salles, fait cette confi-
dence : « Dans presque tous les cas, le malade était incor-
poré depuis très peu de temps ; aucun n'avait deux ans de
service » (Colin, cité par M. Peter).

On comprend que le jeune soldat, venu de son village à
la caserne, surmené par l'exercice, vivant dans cet air mé-
phitique des chambrées, nourri seulement de soupe et de
bouilli, de bouilli et de soupe, se tuberculise à la longue

par inanition par les voies digestives et respiratoires. La
diarrhée vient la première et le mine, la tuberculisation
suit et l'achève.

Les enfants qui mangent trop et dont l'alimentation
n'est pas en rapport avec l'âge, ne digèrent point, ou digèrent mal, et ils sont plus susceptibles de devenir tuberculeux que ceux qui suivent un régime plus sobre et mieux
entendu. Mais c'est plutôt la tuberculisation mésentérique,
le carreau, que l'on voit apparaître chez les enfants qui
mangent trop, trop souvent, et à intervalles irréguliers,
chez ceux qui ont été trop tôt sevrés et auxquels une alimentation exagérée a été prodiguée en guise de l'allaitement maternel.

Certains auteurs, Bayle entre autres, admettent que les
aliments trop épicés, les condiments trop excitants, peuvent faire éclore la phtisie chez les personnes prédisposées. Cette manière de voir, avant d'être prise en pleine
considération, mériterait peut-être la sanction de la science
contemporaine.

L'influence de l'alcool sur la pathopoëse de l'affection
tuberculeuse est très discutée. Aucuns croient que faire
usage d'alcool, c'est se préserver de la maladie ; beaucoup,
au contraire, pensent que l'usage des boissons fermentées
prédispose à la tuberculisation, surtout à la tuberculisation aiguë rapide. M. le professeur Jaccoud, — en quelques
lignes magistrales, — partage cette dernière opinion, et il
dit que, chez les buveurs, la phtisie revêt souvent la
forme galopante. L'opinion personnelle du professeur
Jaccoud est d'un grand poids dans la question (1).

Se défier particulièrement de la fée verte : l'absinthe.

---

(1) Jaccoud. Pathologie interne, t. II, 1877, p. 1027.

M. Lancereaux, qui croit à l'influence pernicieuse de l'alcool sur les personnes prédisposées à la tuberculose, a cité les conclusions de Bell, de New-York, à l'appui de son opinion personnelle. Et Bell dit :

« 1° L'opinion que les liqueurs alcooliques ont une influence marquée lorsqu'il s'agit de prévenir les dépôts tuberculeux, ne repose sur aucun fondement solide ;

« 2° Au contraire, l'usage de ces liqueurs prédispose plutôt aux affections tuberculeuses ;

« 3° Toutes les fois que la tuberculisation existe, l'alcool ne modifie en rien sa marche ;

« 4° Dans aucune période de la maladie, il ne modère notablement les effets morbides des tubercules sur l'économie » (1).

Pour notre part, — si tant était qu'il nous fût permis de formuler notre opinion personnelle dans le débat, — nous dirions que nous comprenons aisément que l'alcool, entravant les fonctions de l'hématopoëse, empoisonnant le sang, irritant les parois des vaisseaux capillaires du poumon et des ramuscules bronchiques, peut à la longue, — surtout si son ingestion se fait dans un organisme délabré par d'autres causes débilitantes, — finir par déterminer la tuberculisation pulmonaire.

C'est, d'ailleurs, l'opinion de notre ingénieux et savant maître, M. le professeur Peter. Ecoutons-le dire : « L'alcoolisme produit-il le tubercule ? Oui et non. Cela dépend des cas. Que le vigneron de Bourgogne, par exemple, boive beaucoup, se grise même assez volontiers de son bon vin, il ne deviendra pas pour cela tuberculeux, parce qu'il vit

---

(1) Lancereaux. Article *Alcoolisme*, du Dictionnaire encyclopédique des sciences médicales, etc.

en plein air, et d'une existence active. Mais pour l'ouvrier des villes, qui reste tout le jour enfermé et s'enivre de breuvages détestables dans d'infectes tabagies, il n'en est plus ainsi ; vous le voyez se tuberculiser sous l'influence, non de l'alcool, mais de l'alcoolisme. »

Et plus loin, le clinicien de la Pitié ajoute : « Magnus Huss vous dira, par exemple, que l'alcoolisme ne cause pas la phthisie, parce qu'il observe des pêcheurs qui vivent au grand air et d'une vie active. Les médecins de Londres vous affirmeront, au contraire, que l'alcoolisme conduit à la tuberculisation, parce que l'ouvrier londonien, sujet de leurs observations, passe ses journées à s'enivrer lugubre· ment dans les tavernes fumeuses de la Cité » (1).

De tout ce qui précède, on voit découler cette vérité, à savoir : que si, à la campagne, il est permis de se livrer à quelques légers excès de boissons fermentées, à la ville on ne doit user de l'alcool que le plus modérément possible.

Les abstèmes sont encore les plus sages des mortels.

Il va sans dire que les aliments, pour être utilisés par l'estomac, doivent y pénétrer. S'il existait un obstacle mécanique à leur ingestion, cet obstacle entraînerait l'inanisation, et l'inanisation la tuberculisation.

C'est ce qui arrive dans les cas, heureusement pas très communs, de rétrécissement de l'œsophage : il survient une difficulté croissante, puis une impossibilité physique de l'ingestion des aliments ; de là, inanisation progressive par cause mécanique, dépérissement, puis enfin, tuberculisation pulmonaire.

C'est encore à la sagacité, à la subtilité d'esprit de M. le

---

(1) Peter. Clinique médicale, 1879, pp. 90 et 91, t. II.

professeur Peter, que la science doit d'être enrichie de cette donnée (1).

Avant lui, les auteurs avaient noté la coïncidence de la phtisie pulmonaire avec le rétrécissement de l'œsophage ; mais personne n'avait montré que cette phtisie était précisément engendrée par l'inanisation par les voies digestives, laquelle inanisation était survenue par suite du rétrécissement de l'œsophage.

Professions.

L'expérience permet d'affirmer que l'exercice de certaines professions peut favoriser ou déterminer la production de la tuberculose, en plaçant l'organisme dans de mauvaises conditions hygiéniques, ou bien en occasionnant une irritation directe des voies respiratoires.

C'est ainsi que la phtisie est très commune surtout chez les ouvriers qui travaillent dans une atmosphère chargée de poussières fines et impalpables.

Parmi ces professions qui exposent ainsi l'homme à absorber des poussières, soit végétales, soit minérales, soit animales, nous pouvons citer celles de matelassier, de pelletier-fourreur, de tricoteur, de filateur de coton, de fabricant et tondeur de draps, de chapellier, de sellier.

Parmi celles exercées par les hommes et qui fournissent un large contingent à la tuberculose pulmonaire citons, avec Lombard (de Genève), celles d'imprimeur, de tourneur, de tisserand, de tailleur, de cordonnier, de menuisier, etc. Et parmi les professions que les femmes exercent, citons celles de brunisseuse, de tisseuse, de cordonnière,

___

(1) Peter. Eodem loco citato, p. 16.

de relieuse, de gainière, de tricoteuse, de gazière, de dentellière, de gantière, de brodeuse, de lingère.

Dès le XVIe siècle, l'attention d'Amatus Lusitanus avait été attirée sur la phtisie qui était très fréquente chez les ouvriers platriers. Et il disait : « La vertu dessicative du plâtre produit la phtisie chez ceux qui le travaillent. » (Damaschino, citant Lusitanus.)

Leblanc, en France, en 1775, donna une description complète de la phtisie des tailleurs de grès qu'il appela maladie de Saint-Roch, en raison de sa fréquence sur les ouvriers des carrières du même nom.

Ramazzini, qui, en Italie, s'occupa beaucoup des maladies des ouvriers, Ramazzini croyait plutôt que l'inspiration des poudres impalpables du plâtre, de la farine, de l'amidon, aussi bien que la poussière qui s'élève de la laine qu'on carde et des pierres qu'on taille, produisait non pas la phtisie, mais l'asthme. Mais le même auteur ajoute que les cardeurs de lin, de chanvre et de soie sont très sujets à la phtisie pulmonaire. (1)

Portal raconte que des garçons perruquiers qui rendaient des concrétions pierreuses, n'échappèrent à la phtisie qu'en s'éloignant de l'atmosphère poudreuse dans laquelle ils vivaient.

Lombard, de Genève, confirme cette opinion par sa statistique : sur 94 décès par phtisie, il en a noté 11 chez des perruquiers.

Maygrier, qui fut médecin à l'hôpital Cochin, fit la remar-que que presque tous les garçons boulangers de la Boulangerie centrale des hôpitaux qui venaient se faire soigner dans son service y mouraient de phtisie.

____

(1) Ramazzini. Traité des maladies des artisans. Traduction Fourcroy. Paris, 1777, p. 167 et suivantes.

Les tisserands et les passementiers seraient aussi très exposés aux affections chroniques des voies respiratoires et surtout à la phtisie. Il en est de même pour les ouvriers en dentelle, il en est de même pour ces ouvrières qui fabriquent ces tissus diaphanes qui font la réputation industrielle de Lille, de Malines, de Valenciennes et d'Alençon.

Ramazzini et Patissier (1) croyaient que parmi les poussières végétales, celle du tabac était des plus nuisibles au poumon. D'après Parent-Duchatelet et Simon, au contraire, les ouvriers qui travaillent à la manutention de tabac seraient exempts de la tuberculose. (2) Le procès est encore entre les mains du juge. Pourtant nous savons par Otto Wucherer, qu'au Brésil, ce sont les ouvriers qui confectionnent les cigares qui paient le plus large tribut à la tuberculose pulmonaire. (3)

Les ouvriers filateurs sont très exposés à un genre de phtisie que les médecins des fabriques ont appelée phtisie cotonneuse.

Certaines poussières animales occasionneraient beaucoup plus de cas de phtisie, dans les populations ouvrières, que ne le font les poussières végétales que nous venons de passer en revue.

Le Dʳ Faye avait remarqué que dans la maison centrale de Riom, beaucoup de jeunes détenus employés au cardage de la laine mouraient de consomption entre 18 et 30 ans. Villermé a vu, à Saint-Lazarre, la maladie se développer

---

(1) Patissier. Traité des maladies des artisans, etc. Paris, 1822.

(2) Becquerel. Traité d'hygiène, p. 911.

(3) Oto Wucherer. Gazette de Babia, trad. in Archives de médecine navale, 1870.

chez des femmes employées à couper le poil des peaux de lapin.

Mais ce sont surtout les professions dans lesquelles on manie la soie qui sont périlleuses. A Lyon, ville renommée pour ses soieries, la phtisie exerce de grands ravages sur les ouvriers et ouvrières des manufactures. Les décès sont de beaucoup plus nombreux chez les femmes que chez les hommes. Ainsi, pour 893 décès par la phtisie chez les hommes, on en compte 1,086 par la même maladie chez les femmes, pour le même espace de temps.

Et c'est principalement les manufactures dans lesquelles la soie est tissée qui produisent le plus grand nombre de phtisiques. Sur 893 décès relevés chez les hommes seulement, M. Fourneret a compté 204 décès sur les ouvriers en soie. Presque le quart du nombre total !

« Si cette classe de travailleurs est la plus nombreuse, il faut aussi avouer qu'elle est, sans contredit, la plus compromise. La plus chargée de décès après elle, celle des journaliers, ne figure que pour un neuvième. » (1).

Après avoir montré que la proportion des décès par phtisie croît d'année en année, chez les malades assistés des diverses professions et qu'elle forme plus du tiers du nombre des décès, M. Fourneret trouve que ce sont les dévideuses, les tisseurs et les tisseuses qui sont, par ordre de fréquence, les plus décimés. Les plus épargnés sont encore les dévideuses.

Dailleurs voici les chiffres :

ANNÉES	1862	1863	1864	1865	1866
Dévideuses ..	14	19	24	25	23
Tisseurs.....	29	18	26	31	35
Tisseuses....	32	21	33	34	44

(1) Fourneret. Lyon médical, 1870, t. I.

Dans une autre statistique faite par M. Fourneret, et spéciale à l'Hôtel-Dieu de Lyon, on trouve, pour les ouvriers en soie, les chiffres suivants : Décès d'ouvriers en soie par phtisie, chez les hommes, 13 0/0 ; chez les femmes 55 0/0. Ce chiffre de 55 0/0 est plus qu'effrayant, il est navrant ! Il n'y a peut-être que les ouvriers qui travaillent le corindon ferrifère ou émeri qui fournissent un aussi grand nombre de phtisiques que les tisseuses en soie de Lyon.

Voici venir les poussières minérales dures et insolubles : celles-là aussi causent de très grands ravages. Les polisseurs d'acier, en Angleterre, par exemple, fournissent 35 0/0 de décès par phtisie. A Sheffield, les ouvriers occupés au polissage de l'acier succombent presque tous à la phtisie pulmonaire. Sur 250 personnes employées à cette opération, à peine 35 arrivent à l'âge de 50 ans. Le plus grand nombre meurent avant la trente-sixième année. Le Dr Knignt, de Sheffield, fait remarquer qu'il n'y a pas un seul polisseur de fourchettes d'acier qui atteigne 36 ans. Dès 1790, Johnston avait noté la grande fréquence de la maladie chez les ouvriers occupés à aiguiser les aiguilles sur les meules de grès.

Sur 250 polisseurs d'acier, entrés au dispensaire de Sheffield, 154 étaient atteints d'affection de poitrine, et 13 d'entre eux moururent dans l'année. Sur 250 ouvriers, exerçant des professions autres, 56 seulement étaient affectés de maladie du poumon, et un seul mourut dans l'année. C'est le cas de dire qu'ici les chiffres sont éloquents.

Les tailleurs de grès de Waldshurt et ceux des environs d'Edimbourg, meurent presque tous de phtisie et rarement voit-on l'un d'eux atteindre la cinquantaine. « Autrefois, dit Bouchardat, dans les manufactures de porcelaine on pulvérisait la silice au moyen de meules de granit, la plupart des ouvriers employés à ce travail succombaient à la phtisie ; mais depuis que le broyage à l'eau a été adopté, on n'en observe plus aucune conséquence fâcheuse pour eux. » Il est clair que les poussières silicieuses occasionnaient seules les mortalités que l'on ne constate plus dans ces manufactures.

Dans toutes les localités où l'on taille le silex, dans l'arrondissement de Romorantin, entre autres, on rencontre un grand nombre d'ouvriers qui sont devenus phtisiques.

Benoiston de Châteauneuf a publié un mémoire dans lequel il s'est attaché à montrer quelle influence désastreuse la fabrication des pierres à fusil avait eu sur la commune de Meusnes, dans le département de Loir-et-Cher.

De 1680 à 1709, c'est à dire pendant trente ans, avant qu'on eut commencé à tailler les pierres de Meusnes, la vie moyenne y était de 24 ans et 3 mois. De 1760 à 1790, trente ans après que cette industrie fut introduite dans le pays, la vie moyenne n'allait pas au-delà de 19 ans et 2 mois. La population était ravagée par la phtisie pulmonaire, encore que les paysans, s'occupant aussi de leurs travaux des champs, ne taillaient le silex que pendant quelques mois de l'année.

Les auteurs anglais Gibson, Graham, Peacok, Thomson, les auteurs français Béhier, Piorry, Rilliet et Tardieu ont démontré que l'anthracosis ou phtisie noire, était produite par la présence de la poussière de charbon, non-seulement dans les voies aériennes, mais même dans le parenchyme pulmonaire.

(1) Benoiston de Châteauneuf. Annales d'hygiène, 1830, t. VI, p. 5.

La phtisie des tailleurs de pierre est attribuée aux particules qui, pénétrant dans le poumon avec l'air inspiré, irritent les cellules pulmonaires, les déchirent et provoquent ainsi la toux d'abord, les crachements de sang ensuite et enfin l'ulcération de cet organe. Mais ce n'est pas là une phtisie tuberculeuse.

M. Charcot et M. Varailhon (thèse de Paris 1866) ont montré que les poumons des individus qui succombent à cette maladie, sont le siège d'une inflammation chronique dont les particules poussiéreuses ont été le point de départ. Et les sus-dites particules se retrouvent au centre des foyers inflammatoires.

Une autre preuve, tout aussi démonstrative, et qui vient à l'appui de cette opinion de M. le professeur Charcot et de M. Varailhon, c'est que les enfants des ouvriers, atteints de ces lésions pulmonaires, n'héritent pas de la diathèse tuberculeuse. Ils sont généralement bien portants, même lorsque leur père était déjà arrivé à la troisième période de la maladie quand il les avait procréés.

« Si, dit M. le professeur Damaschino, les poussières dures lorsqu'elles agissent seules, en dehors de toute influence étiologique, ne produisent pas la tuberculose, il importe d'ajouter que l'irritation qu'elles provoquent, favorise singulièrement l'éclosion des tubercules chez les sujets prédisposés. Ce fait est proclamé par les auteurs même qui se sont étudiés à différencier la phtisie des carriers d'avec la phtisie tuberculeuse ; et les cas ne manquent pas où l'on a trouvé la granulation tuberculeuse à côté des foyers de la pneumonie spéciale. » (Damaschino, page 68.)

L'anthracosis, non plus, n'est pas la tuberculose ; et l'anthracosis peut se développer, sans qu'il y ait de tubercules dans le poumon. Mais d'une autre part, il n'est point

rare de rencontrer simultanément les deux altérations anatomiques. (Bricheteau.)

Veut-on maintenant savoir par quel mécanisme toutes
ces poussières arrivent à déterminer la tuberculisation ? Il
y a deux théories : celle de M. le professeur Bouchardat et
celle de M. le professeur Peter.

Pour Bouchardat : « Les poussières dures et insolubles,
transportées avec l'air dans les poumons, se fixent bientôt
sur les cellules actives du poumon et les transforment en
cellules inactives, analogues aux emphysémateuses. Si le
nombre de ces cellules inactives s'accroît avec le temps, la
respiration deviendra de moins en moins complète, et la
consommation des éléments de calorification deviendra de
moins en moins active, non pas qu'ils feront défaut,
mais bien parce que l'oxygène, indispensable aux réactions,
ne sera pas introduit en quantité suffisante dans l'organisme. »

Mon honoré maître, M. le professeur Peter, explique par
l'inanisation respiratoire causée par bronchite chronique
intense, traumatique, la phtisie des aiguiseurs, des re-
mouleurs, tailleurs de meules, etc. « La bronchite chronique, dit-il, produite par la respiration des poussières irri-
tantes, fait l'inanisation respiratoire (par rétrécissement
inflammatoire des voies bronchiques et diminution de la
prise d'air) ; l'inanisation respiratoire fait les tubercules
pulmonaires et les tubercules pulmonaires font la phtisie.
De sorte que ces malheureux ouvriers meurent phtisiques, non pas d'une phtisie fausse, mais d'une vraie phtisie, d'une phtisie tuberculeuse, bien qu'ils n'aient eu au
début qu'une bronchite simple, c'est à dire n'ayant rien de
spécifique. »

Ce sont là deux manières de voir que M. Peter lui-même

confesse être, au fond, la même façon d'envisager l'inanisation respiratoire. (Peter. Cliniq. tom II, page 52.)

C'est donc par inanisation respiratoire que les poussières
finissent par déterminer l'éclosion de la tuberculisation
pulmonaire.

Une attitude courbée diminue l'amplitude de la poitrine,
gêne la respiration, en s'opposant à l'ampliation complète
des poumons ; aussi les professions qui exigent une attitude
courbée fournissent-elles un assez fort contingent à la
phtisie pulmonaire. « Sur 1,000 décès par phtisie 122 seraient rapportés à des professions qui exigent une attitude
courbée. » (Lombard, cité par Bouchardat).

Pour Benoiston de Chateauneuf, la position courbée du
corps aurait produit la phtisie chez 837 individus des deux
sexes dans une statistique de 15,550 cas. (Relevé de Benoiston de 1818 à 1821, de 1826 à 1827).

Les hommes de lettres, les savants qui passent leur vie
dans l'air renfermé des bibliothèques, qui mènent une vie
sédentaire, qui gardent longtemps et souvent une attitude
courbée, — et qui ne prennent que très peu d'exercice —
paient par ainsi un trop large tribut à la phtisie ; et Skragge
avait bien raison de dire : « Litterari et studiosi, theologi,
professores, sœpius phthisci. » — Les écrivains-copistes,
d'après la statistique de Lombard, fourniraient 280 décès
sur 1,000 par phtisie.

Parmi les personnes que l'exercice de leur métier tient
assises, les cordonniers, les tailleurs et surtout les coutu-
rières et ouvrières de manufactures sont le plus exposés à
devenir tuberculeux.

C'est ici le moment de dire que ce n'est pas à l'influence
professionnelle seule, qu'est dû tel ou tel chiffre de mortalité causée dans telle ou telle profession. Il faut discerner.

Les conditions hygiéniques, en dehors de celle de la profession, doivent aussi être comptées pour une très grande part dans la production de la tuberculisation.

Ainsi les excès de toute nature, les dérogations aux préceptes les plus élémentaires d'hygiène, la vie dure, trop laborieuse des populations ouvrières, et le peu de rétribution de certains travaux d'ouvriers et le peu de moyens, par conséquent, que les ouvriers ont de se maintenir en excellente santé doivent être considérés en première ligne.

Quelquefois aussi, — et même le plus souvent, — une famille qui a déjà hérité de la tuberculose de ses facteurs et s'adonne à une de ces professions à poussières perfides ou à attitudes courbées et mal rétribuées est tout entière enlevée par la phtisie. Certes, la profession ne saurait être seule accusée du méfait. L'hérédité ici est pour grand'chose.

Dans les professions exercées conjointement par les hommes et par les femmes, on voit celles-ci se tuberculiser plus souvent que ceux-là.

Se tuberculiseraient-elles si souvent si leur salaire était aussi élevé que celui des hommes, si leur labeur était mieux récompensé, si elles n'étaient presque toujours enceintes ou nourrices ou bien si elles étaient moins souvent mal traitées par celui qu'elles se choisissent pour maître ? Evidemment non ! Celles-là, les malheureuses créatures, se tuberculisent par réparation insuffisante, par dépense exagérée et quelquefois, ô douleur ! par mélancolie, par désespoir !

Enfin, l'ouvrier mal logé, mal nourri, mal vêtu, contraint dès son enfance à un travail qui excède ses forces, respirant un air ruminé, a beaucoup plus de chance de devenir phtisique que l'homme aisé qui dépense moins, se répare plus, et peut prendre mille soins de sa santé.

Les mauvaises conditions sociales préparent l'ouvrier à devenir phtisique: certaines professions font le reste.

Contagion

Elle est réellement très ancienne la croyance qui veut que la phtisie soit contagieuse. S'il ne suffisaif que de l'ancienneté d'une opinion pour la faire accepter comme vraie, certes on pourrait affirmer que la tuberculose pulmonaire est contagieuse.

Déjà, Galien comptait la phtisie parmi les maladies qui étaient susceptibles d'être transmises par contagion.

Avicenne et Rhazès, chez les Arabes, et plus tard, l'Italien Fracastor, le fameux chantre de la syphilis, partagèrent les idées du médecin de Pergame.

Rivière, Valsalva, Van Swieten, Morton, J. Franck ont aussi cru à la contagiosité de cette affection.

Tout le monde connaît la peur grande que les cadavres des phtisiques inspiraient à Morgagni lequel avoue n'avoir osé faire que très peu de nécropsies de phtisiques, de crainte de contracter la maladie. Vieillard, il était encore sous l'empire de cette terreur: « Adolescent, j'ai fui les cadavres des phtisiques, mais vieux je les fuis encore plus » répétait-il.

Au siècle dernier encore, en 1783, on avait une telle crainte de la maladie, et on la croyait tant contagieuse, qu'un médecin, Emale, conseillait de ne pas donner de nourrice à un enfant tuberculeux, car, disait-il, en tétant le lait de la nourrice, l'enfant pouvait lui communiquer la phtisie. (Journal médical de 1783. Rapporté par Roustan, Thèse de Paris, 1867.

Et dans la Gazette de santé de 1787, Luzariaga raconte gravement que plusieurs religieuses d'un couvent moururent phtisiques pour avoir touché le cordon d'une sonnette d'une chambre qui avait été habitée par une de leurs compagnes morte de cette affection (1).

Aux temps de Portal, la coutume existait encore en Italie, en Espagne, en Portugal et même en Languedoc, de brûler les hardes qui avaient appartenu à des phtisiques.

Des règlements de police faisaient même l'obligation aux parents du malade de faire la déclaration à l'administration lorsque le phtisique en était arrivé à la troisième période de la maladie, afin que précaution fut prise de lui enlever son linge pour le faire brûler.

A Rome, depuis 1625, la police ordonne la désinfection des appartements qui ont été habités par des phtisiques.

De nos jours même, sur certaines plages méditerranéennes, on ne consent à louer des appartements aux phtisiques qui vont y chercher un air plus salubre et des ciels plus doux, que s'ils acceptent de verser un cautionnement suffisant pour le renouvellement des tapisseries et des rideaux des susdits appartements.

Autrefois aussi dans certaines villes du nord de la France, on prenait les mêmes précautions. Au dire de Jeannet de Longrois, qui fut régent de cette Faculté : « en 1750, à Nancy, les magistrats firent brûler sur la grande place de cette ville, le mobilier d'une femme morte pulmonique. Quoique bien constituée auparavant, cette femme avait été

---

(1) Luzariaga. Gazette de santé de 1787, p. 89.

atteinte de pulmonie, pour avoir couché souvent dans le
même lit avec une femme poitrinaire. »

Avec Broussais et Laennec on ne crut plus à la contagion,
du moins dans le nord de la France, et Louis dans son ouvrage classique sur la phtisie, n'aborde pas même cette
question de la nature contagieuse de la tuberculisation
pulmonaire « tant, dit Bouchardat, les idées sont, chez
nous, éloignées d'admettre, pour cette maladie, rien qui
ressemble à la contagion.»

« Sans aucun doute, ajoute le docte hygiéniste, quand
on a pendant longtemps et principalement observé dans
les hôpitaux de Paris, on n'aperçoit rien qui puisse faire
croire à l'apparence de la contagion. » (1)

Jusqu'en 1845, l'idée de la non-contagionnabilité de la
phtisie régna sans partage dans le monde médical en
France.

Vers cette époque, M. Emile Bernardeau soutint, dans
sa thèse inaugurale, la contagion de la maladie.

Quelques jours après, Trousseau, dans le Journal de médecine de cette année, faisant l'analyse de l'ouvrage de
M. Bernardeau, se rangea presque à son opinion. Et celui
qui devait être plus tard le clinicien de l'Hôtel-Dieu s'ex-
primait ainsi : « Ce que nous avons trouvé de plus neuf
dans le chapitre important de l'étiologie est une vieille
opinion discréditée et presque raillée aujourd'hui : la contagion. M. Bernardeau en admet la réalité. Nous nous
sentons, nous-même, quelque penchant à y croire, sauf
distinction et explication. Nous la rejetons, sans doute, si
l'on veut l'assimiler à la contagion des maladies virulentes.

---

(1) Bouchardat. Supplément à l'Annuaire de thérapeutique pour
1861.

Le phtisique n'est pas pour nous comparable au pestiféré, mais nous pensons qu'une cohabitation prolongée avec un phtisique est fort imprudente et que respirer constamment l'haleine qui sort de la poitrine ulcérée, être imprégné dans le même lit que lui de toutes les exhalaisons, mouillé de la sueur fomentée par cette chaleur hectique, qu'on ne saurait affirmer aussi vitale et aussi bienfaisante qu'un rayon de calorique pur, sont autant d'influences à qui il ne faut pas légèrement contester la propriété de communiquer la diathèse tuberculeuse. » (page 317)

Page suivante, le célèbre élève de Bretonneau ajoute : « Il faut savoir gré à M. Bernardeau d'avoir rapporté une opinion peut-être trop légèrement proscrite. Depuis quelque temps, plusieurs bons esprits, même parmi les plus scrupuleux des observateurs modernes, ne dédaignent pas, autant qu'il y a dix ans, l'hypothèse de la communicabilité de la phtisie. On comprend toute la gravité du problème. Voilà pourquoi nous y avons insisté un moment. Nous né le croyons certes pas résolu, mais nous l'estimons certes digne d'être pris en considération. — Nous ne demandons actuellement qu'une chose c'est que la communicabilité de la phtisie pulmonaire puisse redevenir une question. »

Ce cri de l'érudit Tourangeau devait être entendu. Dans les journaux de médecine, dans les revues, dans les thèses, dans les livres, la question fut agitée et débattue de toutes les façons. On la discuta, on la tourna, on la retourna sur toutes les faces ; les uns prirent parti pour, les autres contre.

Enfin M. Villemin vint ; et, par l'inoculabilité, essaya de démontrer la contagion de la tuberculose.

Avec lui, de nouveaux horizons s'ouvrirent pour cette question, qui, en un moment, passionna tout le monde savant. Des expériences furent tentées, d'autres furent faites

pour contrôler les premières. En Allemagne, en Angleterre
en France, de profonds observateurs et d'ingénieux expé-
rimentateurs approfondirent les études si bien commencées
par le professeur du Val-de-Grêce, de telle sorte qu'en ce
moment, le monde médical est partagé en deux camps : les
contagionnistes — ceux qui soutiennent que la phtisie est
contagieuse — les non-contagionnistes — ceux qui ne
croient pas à la contagion de la tuberculose.

ARGUMENTS ET FAITS ALLÉGUÉS ET PRODUITS EN FAVEUR DE LA CONTAGION

Nous avons déjà vu qu'en 1845, Trousseau avait quelque
penchant à croire à la contagion de la tuberculose. Chauffard en admettait la possibilité devant l'Académie, en ces
termes : « Il est possible qu'à un moment donné de l'évolution de la maladie, à la période des cavernes, lorsqu'il
existe une expectoration abondante et une diarrhée colli-
quative, il est possible que ces conditions s'élèvent à la
puissance malsaine de la spécificité. Tout ce qui sort ou
émane du corps de certains malades conserve peut-être
l'empreinte morbide de leur affection et peut contribuer à
transmettre celle-ci. »

Beau, dans sa Thèse de concours 1851, place la phtisie
parmi les maladies qui peuvent devenir contagieuses. C'est
aussi l'opinion du professeur Anglada, de Montpellier. (1).

Gubler avait appelé l'attention sur la possibilité de l'i-
noculation de la tuberculose par le mari à la femme, non
par le fait de la cohabitation, mais par le fait de la fécon-

____

(1) Anglada. Traité de la contagion, t. I, p. 142.

dation et du développement au sein de l'organisme maternel d'un fœtus portant le germe de la tuberculose, sorte
d'inoculation lente qui dure neuf mois. « Je possède, dit
Gübler, un certain nombre de faits dont l'observation m'a
inspiré la proposition que j'émets aujourd'hui. » (Gubler
cité par Compin. Thèse, page 27).

Cette opinion avait été aussi soutenue par Bruchon. Elle
l'a été aussi par M. Guéneau de Mussy, à l'Académie de
médecine.

Mais M. le professeur Peter (Clinique médicale) répond
à cette manière de voir par l'objection suivante : « Il y a,
dit le fin clinicien de la Pitié, il y a en effet, dans le cours
de la gestation, échange continuel entre le sang de la mère
et celui du fœtus. Mais d'abord le fœtus n'est pas tuberculeux, il vient au monde tuberculisable seulement ; son sang
n'est donc pas tuberculeux, et il ne peut donner ce qu'il n'a
pas. D'un autre côté l'infection directe de sang de tuberculeux est loin d'avoir donné naissance à la tuberculisation. »

MM. Hérard et Cornil vont encore plus loin que Gubler
et se demandent si, dans quelques cas, la tuberculisation
des organes génitaux : testicule, épididyme, prostate, ne
pourrait point inoculer à la femme la tuberculose à la suite
des rapports sexuels. (Thèse de Compin, page 28).

Jusqu'à présent aucun fait n'est venu à l'appui de cette
hypothèse.

MM. Hérard et Cornil se déclarent contagionnistes : « Il
est difficile, écrivent-ils, de se soustraire à l'idée de contagion quand on voit des sujets vigoureux et sans antécédents héréditaires, atteints de phtisie après avoir vécu de
la vie intime d'un tuberculeux. »

Dans ses leçons cliniques, professées en 1859, M. Gueneau
de Mussy avait déjà exprimé la même opinion. M. le profes-

seur Hardy formule ainsi la sienne à la page 348 du Bulletin de l'Académie de médecine pour 1868 : « Une maladie spécifique et même virulente peut être contagieuse. La variole est contagieuse à distance ; cela m'amène à parler de cette question si traitée de la contagion de la tuberculose. Pour ma part, je n'hésite pas à me ranger à côté de MM. Guéneau de Mussy, Hérard, Gubler, qui inclinent vers la contagion. J'ai été témoin de plusieurs faits dans lesquels cette contagion paraît être la seule cause de la maladie développée chez une femme saine jusque-là, et n'ayant présenté chez elle, ni dans aucun membre de sa famille, des antécédents tuberculeux. »

M. Guérin, comparant le tubercule non-ramolli à une plaie sous-cutanée et la caverne à une vaste surface suppurante, croit à la contagion et dit que c'est une contagion par infection.

Selon lui, l'air expiré détermine l'irritation du poumon sain, et, alors seulement, la tuberculose peut s'inoculer. (1)

« Une théorie pareille à celle de M. Guérin avait été émise et soutenue par M. Julien Paterson, de Copenhague, mais toute espèce de preuve manque à l'une comme à l'autre. » (Damaschino. page 103.)

Les expériences de M. Villemin, et celles qui se sont multipliées depuis, en les confirmant, ont apporté un nouvel appui aux idées de contagion ; elles ont entraîné la conviction de beaucoup et quelques auteurs même ont été à ce point séduits qu'ils négligent toutes les autres causes qui peuvent engendrer la tuberculose pour ne croire qu'à celle-là : la contagion.

Jusqu'à maintenant nous n'avons cité que les opinions

---

(1) Bulletin de l'Académie de médecine. Paris, 1868.

de médecins qui avaient exercé dans de grands centres de population, et qui, par conséquent, ne connaissant point intimement la vie des malades, ne pouvaient pas remonter très haut dans la connaissance de leurs antécédents.

Bergeret, d'Arbois, lequel a écrit un mémoire intitulé : — *De la phthisie dans les petites localités* — et qui, par cela, eut son heure de sensation, Bergeret, d'Arbois, va nous initier aux mystères des ravages qui sont occasionnés à la campagne par la phtisie, communiquée à des familles jusque-là indemnes.

Dans ce mémoire, qui fut inséré dans les Annales d'hygiène et de médecine légale de 1867, il ne réunit que des observations prises à la campagne, et il conclut, en disant que, pour lui, l'absorption cutanée est nulle et que c'est en respirant le même air que les phtisiques que la contagion a lieu, l'air, sortant de la poitrine des tuberculeux, étant le véhicule qui transporte l'élément tuberculeux des corps malades aux corps sains.

M. le Dr Compin, élève du professeur Hardy, après avoir, dans sa thèse inaugurale, admis en principe l'existence de la contagion, cherche, par des faits, à prouver qu'elle existe. Pour cela faire, il a réuni un certain nombre d'observations, tant personnelles qu'empruntées à d'autres médecins, et, à la fin de son travail, il a produit les chiffres suivants qui peuvent être considérés comme des conclusions : « La contagion a paru s'exercer, par simple cohabition dans 83 cas ; dans 6 cas, par fécondation (?) ajoutée à la cohabitation : pour avoir habité des lieux occupés auparavant par des phtisiques et s'être servi de leur lit, meubles et vêtements, dans 9 cas. Du mari à la femme, 28 cas ; de la femme au mari, 24 cas ; entre parents : sœurs à frères, et réciproquement ou entre enfants à père ou mère âgé de plus de trente ans, 28 cas ; enfin, dans 14 cas, la contagion aurait été effectuée sur des étrangers non-parents pour le seul fait d'avoir cohabité avec des phti-siques. » (1)

Pour M. Compin : 1º la contagion paraît s'exercer surtout à la dernière période de la maladie du sujet infectant ; 2º la phtisie communiquée par contagion semble avoir une marche plus rapide que la phtisie originelle ou héréditaire, du moins dans le plus grand nombre de cas ; 3º la forme galopante serait souvent observée.

Nous venons de rapidement passer en revue les faits allégués pour prouver la contagion de la tuberculose ; nous allons maintenant produire les faits sur lesquels on s'est appuyé, et sus lesquels on se base encore, pour montrer que la contagion n'existe point.

FAITS ET ARGUMENTS CONTRAIRES A LA CONTAGION

Qu'il nous soit permis de remonter jusqu'au siècle dernier pour rappeler que Cullen, Stoll, Portal rejetaient déjà l'idée de la contagion.

Cullen disait : « Sur plusieurs centaines de phthisiques que j'ai vus, il y en a à peine un où la phthisie ait pu me paraître produite par la contagion. »

Un homme qui consacra toute sa vie — trop courte hélas ! — à l'étude des maladies du poumon, Laennec, ne crut point à la contagion de la phtisie.

« La phthisie tuberculeuse, dit l'inventeur de l'auscul-

____

(1) Compin. Thèse de Paris, 1870.

tation, a longtemps passé pour être contagieuse et elle
passe encore pour être telle aux yeux du peuple, des magistrats et de quelques médecins dans certains pays et surtout dans les parties méridionales de l'Europe. En France,
au moins, il ne paraît pas qu'elle le soit. On voit souvent,
chez les personnes qui ont peu d'aisance, une famille nombreuse coucher dans la même chambre qu'un phthisique,
un mari partager jusqu'au dernier moment le lit de sa
femme phthisique, sans que la maladie se communique.
Les vêtements de laine et les matelas des phthisiques, que
l'on brûle dans certains pays, et que, le plus souvent, on
ne lave même pas en France, ne m'ont jamais paru avoir
communiqué la maladie à personne. »

La transmission de la tuberculose par contagion ne
paraissait pas démontrée à Cruveilhier et à Andral; cependant ils croyaient bon, dans leur pratique, de se comporter
comme si la maladie était contagieuse — surtout lorsque
le malade en était arrivé à la troisième période de l'affection.

Monneret lui, niait résolument la contagion, qu'il sou-
tenait ne s'appuyer que sur quelques faits mal inter-
pretés.

En 1851, Beau ayant, dans sa thèse de concours pour le
professorat, soutenu l'existence de la contagion, Grisolle
et Monneret lui objectèrent que l'hérédité suffisait pour
rendre compte de tous les cas dans lesquels il faisait intervenir la contagion.

Il faut tenir compte, en effet, de l'atavisme pathologique qui transporte sur les enfants le mal héréditaire, dont
— pour nous servir d'une expression de Darwin — les facteurs directs ont été épargnés. Très souvent aussi les
parents succombent tuberculeux, après avoir perdu plu-

sieurs enfants phtisiques, sous le coup de dépressions morales vives et successives ou sous le coup de mauvaises conditions hygiéniques ; et tout est mis sur le compte de la contagion.

M. le professeur Bouchardat, parlant aux contagionnistes, leur répond que ce qu'ils ont pris pour la contagion n'est que de la coïncidence : que deux époux, par exemple, soient placés dans des circonstances semblables, si la loi de continuité d'insuffisance ou de perte des aliments de la calorification se manifeste pour l'un, elle doit, dans bien des cas, exister pour l'autre.

Pour nous, ce raisonnement est plein de justesse et de profondeur.

M. Boisseau, du Val-de-Grâce, quoique n'étant pas contagionniste, a cru devoir rappeler les faits suivants : le Dr Budd, de Clifton, pose en fait que, lors de la découverte des îles de la mer du Sud, la tuberculose y était inconnue et le Dr Kush, de Philadelphie, essaie de nous faire croire que les autocthones de l'Amérique ne connaissaient par la phtisie avant que le *Descubridor* Colomb y eut planté les drapeaux de Castille.

Nous savons aussi que le grand philantrope Livingstone a raconté — nous l'avons déjà écrit, plus haut — que la phtisie n'était pas connue dans l'Afrique centrale, là où les blancs n'avaient pas encore pénétré, tandis qu'elle est encore assez commune chez les noirs qui vivent en contact avec les Européens sur tout le long des côtes africaines.

Les faits cités par Budd et Kush sont sujets à caution ; mais, pour hypothétiques qu'ils soient, ils méritent certaine considération, car nous ne sommes pas sans savoir que la tuberculose épargne les individus dispersés vivant au grand air et à l'état nomade ou sauvage comme, actuellement même, on le fait dans les steppes Kirghises, ou comme vivaient encore, il y a peu d'années, aux Etats-Unis, les derniers Indiens qui couraient la prairie ou sillonnaient les sentiers de guerre.

On pourrait objecter à M. Boisseau que le changement de genre de vie des indigènes de ces divers pays, joint à des causes débilitantes qui n'existaient pas autrefois, a favorisé l'éclosion de la tuberculose au milieu de cés peuplades.

En effet, *l'eau de feu* que, par antiphrase, sans doute, on dénomme communément eau de vie, le tabac, l'opium, la vie des mines et des crecks l'oppression et les vexations des nations ambitieuses et dominatrices ont tout fait pour déterminer l'apparition de la tuberculose chez ces malheureuses populations ; et, toutes ces influences que nous venons de citer doivent plutôt être invoquées que celle de la contagion.

Par les intéressantes statistiques de Lombard, de Genève, nous savons que la phtisie fait peu de ravages dans la population des infirmiers, garde-malades, etc., lesquels pourtant vivent constamment au milieu des malades. La mortalité par phtisie chez les garde-malades ne serait que de 1 sur 28, chiffre de beaucoup inférieur à celui que fournissent nombre d'autres professions dans l'exercice desquelles la contagion ne saurait être accusée.

Payne-Cotton, cité par Damaschino, rapporte une communication du directeur du Consomption Hospital, de Londres, M. Edwards. En dix-sept ans de séjour dans cet hôpital, M. Edwards n'avait connu quetrois élèves qui fussent devenus phtisiques sur les 59 qui le fréquentaient pendant six mois en moyenne — encore n'étaient-ils pas devenus malades du fait de leur stage au dit hôpital. La même immunité avait couvert les infirmiers, lesquels, au nombre de 7, étaient depuis plusieurs années dans la maison. (1)

« M. Pidoux, dit la clinique de Peter, combat cette doctrine de la contagiosité de la phthisie avec une grande force d'arguments et de preuves : lui, un des médecins de France qui voit le plus de phthisiques, et qui s'est scrupuleusement appliqué, à l'hôpital comme dans sa clientèle de Paris ou des Eaux-Bonnes, à rechercher les faits qui peuvent déposer en faveur de la contagiosité de la phthisie, il déclare n'avoir observé que quatre cas, dans lesquels la maladie s'est développée chez des sujets qui n'en paraissaient pas affectés pendant qu'ils donnaient des soins assidus à des phthisiques et qui n'ont présenté les premiers symptômes de la tuberculisation pulmonaire que plusieurs mois après la mort de ceux qui les auraient infectés. »

« Et depuis douze ans que M. Pidoux observe aux Eaux-Bonnes et qu'il y a de fréquentes occasions de revoir là ou ailleurs les familles qu'il y a traitées, il n'a pas encore vu un cas de contagion. » (2)

M. le professeur Damaschino ne se déclare-t-il pas anti-contagionniste lorsqu'il dit, à notre avis, avec beaucoup de bon sens et de raison : « Dans d'autres circonstances, les fatigues, les chagrins incessants qui accablent celui qui reste près d'un phthisique jusqu'au dernier jour expliqueraient la phthisie chez le sujet prétendu contaminé : même alors que le malade est entouré de tous les soins et de l'hygiène la mieux entendue, on ne peut respirer impunément une atmosphère constamment viciée. N'est-il pas

---

(1) Damaschino. P. 99.
(2) Pidoux, cité par Peter, pp. 204 et 208. Clinique de la Pitié.

possible d'admettre que ces conditions mauvaises puissent s'élever à la hauteur des causes prédisposantes, et là où l'hérédité fait défaut, préparer le développement de la phthisie acquise, sans que la contagion y ait aucune part ? » Nous l'admettons sans peine.

Des deux éminents nosologistes qui illustrent en ce moment les deux chaires de pathologie médicale de la Faculté de Paris, l'un, M. Jaccoud, sans être un adversaire déclaré de la contagion, croit pourtant que l'on doit se conduire comme si c'était un fait démontré ; l'autre, M. Peter, dont nous nous honorons d'avoir longtemps fréquenté le service hospitalier, est un adversaire convaincu de la contagion et il la combat de toute la puissance de sa science et de sa dialectique.

« Si la phthisie était contagieuse, s'écrie éloquemment M. Peter, on ne discuterait plus depuis longtemps, tout le monde serait d'accord, la conviction se serait imposée de vive force, car la phthisie serait la plus contagionnante des maladies contagieuses elle qui, dans sa longue durée, pourrait contagionner — et de la façon la plus évidente — des milliers de personnes — (un seul varioleux suffisant en quinze jours à plusieurs dizaines de faits de contagion.)

« Si la phthisie était contagieuse, elle contagionnerait nécessairement au plus haut point ceux qui voient le plus fréquemment les phthisiques et qui en voient le plus ; — de telle sorte qn'il n'y aurait plus ni étudiants en médecine, ni médecins, ni garde-malades ; — nous serions tous morts ou mourants, eux et nous, qui par profession, et nécessairement en raison de la longue durée de la maladie, et le plus souvent en raison de l'excessive fréquence de la phthisie (la plus fréquente de toutes les affections), sommes en rapport avec des phthisiques.

« Mais, disent quelques-uns, et ces femmes qui deviennent tuberculeuses après la mort de leur mari enlevé par la phthisie ! Or, ne voyez-vous pas que, dans ces faits de cohabitation avec des tuberculeux, on confond la contagion avec les conditions hygiéniques mauvaises ?

« Etant bien évident qu'il y a là pour la femme des causes multiples de déchéance organique : 1° par les émanations malsaines provenant de tous les points du corps d'un phthisique, émanations par les voies respiratoires, foyer même du mal, sous forme de crachats ; émanations par les voies digestives, sous forme de selles diarrhéïques, si horriblement fétides ; émanations par la peau, sous forme de sueurs profuses, qui baignent la couche et souillent la conjointe ; 2° par l'air confiné (attendu que l'on redoute surtout pour le malade l'action de l'air extérieur) ; or, l'air confiné, déjà nuisible par lui-même, l'est encore plus dans l'espèce, puisqu'il y a ainsi accumulation, condensation et permanence des émanations, d'où l'action plus prolongée de celles-ci ; c'est-à-dire, pour préciser davantage, qu'il y a une énorme viciation de l'air, qui est à la fois de moins en moins riche en oxygène, de plus en plus chaud, de plus en plus fétide ; 3° par l'épuisement physique résultant des veilles prolongées auprès du malade, du sommeil incomplet, du réveil en sursaut en raison de la toux que l'on entend et des soins intimes que l'on prodigue ; 4° par séquestration volontaire, pour rester constamment auprès du pauvre malade, d'où résulte l'absence d'aération. d'insolation et, par suite, la perte d'appétit et l'alimentation insuffisante, — ce dernier fait ayant d'autant plus d'importance que l'organisme aurait plus besoin de réparation pour résister aux causes multiples de déchéance. (Et d'ailleurs, qui ne sait que dans les pauvres ménages, c'est le mari qui fournit « de quoi manger » ; de sorte que, lui malade, les sources de l'alimentation se tarissent et que voilà la femme et les enfants à la portion congrue); 5° enfin par les passions tristes, en raison des préoccupations douloureuses pour le présent, affligeantes pour l'avenir. Puis, survient la mort, et alors la femme n'a pas seulement perdu celui qu'elle pouvait aimer, et se trouve ainsi déprimée par la sentimentalité, mais elle a perdu (je parle de la femme pauvre) celui qui matériellement la faisait vivre, de sorte qu'elle doit désormais chercher dans un travail insuffisamment rénuméré les moyens de subsistance pour elle et ses enfants, nouvelle et puissante cause de chagrin d'un autre ordre et plus dépressif encore.

« Si donc la phthisie était contagieuse, presque tous les époux devraient être contagionnés, surtout les femmes de phthisiques ; car indépendamment de l'épuisement physique par les soins prodigués, comme de l'épuisement moral par le chagrin et les préoccupations d'un avenir désormais assombri, il y a, pour certaines de ces malheureuses femmes, les conditions de contagion les plus absolues par le contact le plus intime, les rapports sexuels ayant été continués jusqu'au dernier jour de la vie des époux. » (Peter. Clinique, page 200 à 202.)

En tant qu'il nous est permis d'exprimer notre opinion personnelle en matière si grave et si savamment discutée et débattue, nous déclarons nous ranger aux manières de penser si nettement et si vigoureusement exprimées par M. le professeur Peter.

Inoculabilité. — Ces deux questions de la contagion et de l'inoculabilité de la tuberculose sont tellement connexes (on a essayé de prouver l'une par l'autre) qu'elles en deviennent inséparables. On ne peut toucher à l'une sans parler de l'autre. A vrai dire, l'inoculabilité ressort plus directement du domaine de la pathologie expérimentale et, de ce chef, nous ne devrions point avoir à nous en occuper. N'importe, nous serons bref.

En mars 1865, M. Villemin annonçait à l'Académie qu'il venait de découvrir l'inoculabilité de la tuberculose. Dès l'année suivante, de nombreuses expériences étaient tentées pour contrôler celles de M. Villemin.

En France, Hérard et Cornil, à la Société de Biologie, Lebert, à l'Académie, et Ley, dans une lettre à l'Académie, annonçaient des résultats analogues à ceux obtenus par le professeur du Val-de-Grâce.

En Allemagne, Waldenburg, Gerlach, Cohnheim ; en Angleterre, John Simon, Andrew Clark et Wilson Fox qui s'occupèrent sérieusement de la question, ne firent qu'ajouter leurs dires et témoignages à ceux de l'expérimentateur français.

Mais les produits d'inoculation ne font pas la phtisie et M. Peter le prouve. M. le professeur Peter montre d'abord que ce n'est pas une véritable inoculation, mais une insertion de corps étranger, et, dans une leçon faite à la Pitié, le 10 avril 1869, il adressait aux expériences de M. Villemin des objections que le temps n'a pas amoindries : « Il suffit, disait le clinicien, pour l'inoculation du vaccin, de la variole, de la syphilis, d'une quantité impondérable de virus, tandis que, pour que l'expérience de M. Villemin réussisse, il doit introduire sous la peau une quantité *pondérable*, excessive, énorme même, relativement à ce qu'il faut de lymphe vaccinale pour imprégner l'organisme. D'un autre côté, la matière infectieuse des maladies manifestement virulentes est liquide ; tandis que les expériences de M. Villemin réussissent d'autant mieux que la matière introduite sous la peau est solide. De sorte que ce n'est pas là une véritable inoculation dans le sens habituel du mot, mais une insertion du corps étranger. » (Peter. Clinique, page 218.)

« D'ailleurs, l'inoculation ou insertion de la maladie tuberculeuse ne produirait pas une maladie générale, de toute la substance, par imprégnation ; ce serait plutôt, dit M. Peter, une sorte d'*invasion* vasculaire, limitée aux seuls vaisseaux lymphatiques ou sanguins ; provoquant sur place, là ou s'arrête le corps étranger envahisseur, une prolifération cellulaire, comme le globule de pus, ou l'infarctus provoque une genèse de leucocytes ou de pus ; mais cette invasion affecte si peu l'organisme, est si peu une maladie générale semblable à la maladie primitive, vraiment tuberculeuse, d'où provenait le tubercule inséré, que l'individu dont le système vasculaire a éte ainsi envahi se débarrasse par résorption spontanée du corps étranger envahisseur, comme du mal local qui en était résulté. On a donc, d'un côté, le vrai tuberculeux qui meurt de sa tuberculisation, et par le fait de l'extension graduelle, ainsi que de l'aggravation anatomique de ses lésions tuberculeuses ; et, d'un autre côté, celui dans l'organisme duquel on a introduit de vive force de la matière tuberculeuse qui guérit de la maladie artificielle ainsi provoquée, le mal local et tout physique restant d'abord tel, loin de s'étendre, et finissant par s'éteindre, loin de s'aggraver.

« Les expériences si ingénieuses de M. Villemin ont donc démontré une chose, c'est que l'inoculation de matières

tuberculeuses produit une maladie accidentelle ; mais, que
ce soit par pullulation ou par infarctus, toujours est-il
que cette maladie, ainsi artificiellement suscitée, diffère
de la phthisie vraie et spontanée en ce qu'elle reste cura-
ble ; et c'est là une démonstration qu'on doit à M. Metzquer.

« Vous comprenez, d'ailleurs, s'écrie M. Peter, en ses
belles leçons cliniques, combien il y a loin de tout cela à
des applications réellement pratiques, et qu'il ne s'ensuit
nullement que la phtisie soit inoculable à l'homme ; attendu qu'il faut, pour que l'inoculation réussisse, une série
de conditions qui, heureusement, ne sont jamais réalisées
dans le cours ordinaire de la vie ; il faut, en effet, d'abord
une *dose massive* de matière inoculable ; il faut ensuite que
ce soit de la *granulation* de préférence à toute autre substance liquide (crachats ou sang) ; il faut enfin que ce soit
par une *insertion méthodique*, et à l'aide d'une plaie *suffisamment large.* »

L'inoculation du tubercule de l'homme aux animaux est
une chose admise, chose vraie : personne plus ne la nie.
Mais cela n'établit pas la contagion de la tuberculose de
l'homme à l'homme : et, comme, jusqu'à maintenant, personne n'a encore osé inoculer la tuberculose à son semblable on ne peut affirmer que la tuberculisation soit contagionnante ni inoculable de l'homme à l'homme.

Qu'il nous soit permis de résumer, en même temps que
nous le terminons, ce long article sur la contagion par ces
lignes aussi sensées que profondes du professeur Castan,
de Montpellier : « Le tubercule lui-même peut, en effet,
être inoculable, sans que pour cela la phthisie soit contagieuse ; le virus-vaccin est susceptible d'être inoculé, mais
il ne peut se transmettre d'aucune autre manière. Or, dans

les rapports journaliers de phthisique à individu sain, ce n'est pas le tubercule qui peut être inoculé, c'est de la sueur que l'on touche, de l'air que l'on respire, et dans ces agents réside-t-il un virus? Telle est la question pratique, celle qui intéresse le malade, la famille et le médecin. » (1)

Nous sommes amené à conclure que la question de la contagion de la phtisie pulmonaire, chez l'homme, ne peut encore se résoudre d'après les expérimentations entreprises sur les animaux ; c'est à l'observation directe, à l'observation seule qu'il faut demander les renseignements nécessaires. Et, jusqu'à maintenant, la saine et vigoureuse observation des faits n'a point prouvé que la phtisie fût contagieuse. Nous dirons même, avec M. le professeur Peter : *Au contraire.*

Excès vénériens.

Onanisme. — Masturbation

Le savant Broussais avait mis au nombre des causes de la phtisie les spasmes érotiques de quelque manière qu'ils soient excités.

Hérard et Cornil, et presque tous les phtisiologues d'ailleurs, s'accordent à constater l'influence pernicieuse qu'exerce sur l'économie l'abus des plaisirs de l'amour.

« La convalescence des gens affaiblis par les plaisirs vénériens est plus longue, plus pénible. Ces imprudents arrivent rarement à la vieillesse et n'engendrent généralement que des enfants chétifs, enfin la phthisie pulmonaire peut se déclarer dans ces organismes appauvris. » Ainsi

---

(1) Castau. agrégé. Montpellier médical, janvier 1869.

s'exprime Sélignac, dans sa Thèse sur les rapprochements sexuels dans leurs rapports étiologiques avec les maladies. (Paris, août 1861.)

D'après Hartzen, on doit déconseiller le mariage aux individus prédisposés à la phtisie, tant il attribue une part grande aux abus du coït sur la production de la maladie.

Une nuit trop voluptueusement passée, l'enivrement du bonheur trop souvent répété entraînent le lendemain une langueur, une faiblesse de tous nos sens et de toutes nos facultés.

Que la chose se renouvelle les nuits suivantes, pendant un mois, deux mois, trois mois, la dépense organique finira par l'emporter sur la recette ; et, pour peu que l'on soit de tempérament plus ou moins faible, de famille à antécédents scrofuleux ou tuberculeux, et que surtout, par une alimentation bien substantielle et par de bons exercices, on ne puisse refaire sa constitution, délabrée par le mauvais usage que l'on en a fait, en abusant des plaisirs de la femme, les premiers symptômes de la phtisie feront leur apparition.

« L'abus des plaisirs vénériens, dit l'hygiène de Becquerel, conduit à la phthisie pulmonaire ; la maladie, pour peu qu'il y ait prédisposition chez les sujets, est souvent le résultat de l'onanisme : dans d'autres cas, l'onanisme produit lui-même la prédisposition à la tuberculisation (1).

Barthez et Rilliet insistent sur la fréquence de l'onanisme chez les tuberculeux et disent l'avoir constaté plus souvent que pour les autres malades. (Damaschino, page 56).

Fournier et Bégin auraient remarqué que les personnes qui s'adonnent à l'onanisme sont presque toujours remar-

---

(1) Becquerel. Traité d'hygiène, art. Coït.

quables par le développement incomplet de leur thorax et par la promptitude avec laquelle l'exercice le plus léger, rend chez elles, la respiration précipitée et difficile. « Presque tous ces individus, disent-ils, contractent soit des catarrhes chroniques, soit des affections plus profondes du poumon et finissent par mourir de phthisie. » (1)

Par les excès vénériens comme par l'onanisme, là comme ici, la perte est double; perte d'un liquide excessivement précieux, le sperme, qui occupe un degré élevé dans l'échelle des produits de sécrétion — Pythagore l'appelait la fleur du sang le plus pur — et qui, par suite, coûte davantage à l'organisme; perte d'une grande quantité d'influx nerveux par l'effet du spasme érotique.

L'onanisme — et nous donnons à ce mot son expression étymologique, sa signification biblique — l'onanisme est un des vices les plus monstrueux, les plus contre nature, le plus dégoutant et le plus dangereux qu'il se puisse exister.

Malheur aux onaniques! la phtisie les attend. Ils ne trouvent d'ailleurs que ce qu'ils ont cherché : la juste punition du crime le plus odieux qui fut jamais.

« Quant à la masturbation, son influence est encore plus pernicieuse que les excès avec les femmes. » (Tissot.)

La phtisie est, effectivement, une des conséquences les plus directes et les plus fréquentes de cette tant funeste habitude : la masturbation. L'acte vénérien, cette puissance à laquelle la vie intérieure des tissus n'échappe sur aucun point, intervient malheureusement chez la plupart des masturbateurs, précisément à cet âge où la poitrine s'élargit en tous sens, et que la phtisie pulmonaire semble affectionner le plus.

____

(1) Dictionnaire des sciences médicales, p. 116.

« Combien de jeunes personnes, dit Portal, dans son livre sur la Phtisie pulmonaire, ont été victimes de cette malheureuse passion ! Les médecins en voient tous les jours qui restent imbéciles, ou tellement énervées au physique et au moral, qu'elles ne traînent plus qu'une malheureuse existence ; d'autres périssent d'une vraie phthisie pulmonaire. »

Au surplus, il en est de la phtisie comme de la plupart des autres maladies que la masturbation détermine : c'est surtout en fécondant, en développant des dispositions spéciales que cette habitude les cause. Aussi le masturbateur, né de parents phtisiques, dont la poitrine est étroite, qui a le cou long, les membres grêles, ou celui encore qui présente des symptômes de scrofule, est-il exposé plus qu'un autre à être atteint de tuberculose pulmonaire.

Dans les familles, dans les pensions et dans les lycées on ne saurait assez surveiller les jeunes gens qui ont contracté la vicieuse habitude de se masturber.

Un excellent moyen de les en guérir très facilement, et en peu de temps, c'est de leur faire faire de la gymnastique jusqu'à fatigue complète et de les soumettre à l'usage des douches froides prises le corps en sueur. Nous aurons occasion de revenir sur ce sujet palpitant d'intérêt dans la seconde partie de ce travail, au chapitre de la Prophylaxie de la tuberculose.

Causes diverses.

Causes morales dépressives. — Laënnec attribuait une influence considérable à l'ordre des causes morales dépressives. « Parmi les causes de phthisie, dit-il, je n'en connais pas de plus certaines que les passions tristes, surtout lorsqu'elles sont profondes et de longue durée. C'est probablement pour ce motif que la phthisie est si fréquente chez les aliénés, principalement chez les lypémaniaques. » (Hérard et Cornil.)

Les passions tristes, les chagrins profonds et prolongés, outre qu'ils affaiblissent souvent l'énergie des fonctions digestives, dépriment, dans bien des cas, à un haut degré l'activité physique ; c'est quand ces conditions de continuité dans l'inertie existe, qu'ils conduisent si souvent à la tuberculisation pulmonaire.

M. le professeur Bouchardat, dont nous partageons pleinement les idées, pense que l'influence de ces causes morales déprimantes, longue et intense ; (c'est d'ailleurs ainsi que le pensait Laënnec) peut amener de l'anorexie, des digestions difficiles, une nutrition languissante et consécutivement, une calorification insuffisante qui mène à la misère physiologique, et de là à la phtisie.

« Lorin, dans son Traité de la Mélancholie, avait merveilleusement décrit la marche de la phthisie mélancolique. Aussi, malgré l'opinion d'Andral, croyons-nous devoir conserver à cette cause une réelle importance. » (Damaschino.)

Insuffisance de vêtements. Corset. — Bayle, Laënnec, et après eux, M. Bouchardat, ont cité l'insuffisance des vêtements comme une cause prédisposante de la phtisie pulmonaire.

Les vêtements insuffisants garantissent mal contre les intempéries des saisons et les brusques variations de la température ; il est permis de compter la disette des vêtements parmi les causes qui peuvent prédisposer un organisme déjà délabré, à contracter la maladie. Le gilet de flanelle dont on manque, quand on en a besoin, est une arme qui fait défaut pour se défendre contre la continuité du froid, quand les ressources sont insuffisantes pour y résister autrement.

Beaucoup d'auteurs ont nié l'influence désastreuse que le corset exerce sur le beau sexe, mais presque tous les hygiénistes considèrent le corset comme un mauvais vêtement et en proscrivent l'usage.

Cruveilhier attachait une très grande importance pathologique à l'abus d'usage de cette pièce de vêtement. Lorsqu'il est porté de trop bonne heure, surtout à l'époque de la croissance des jeunes filles, le corset empêche le libre jeu et le libre développement des organes ; lorsqu'il est encore porté sur le tard de la vie c'est une véritable torture que son application cause à la patiente.

Les paysannes haïtiennes s'en vont légèrement drapées dans des vêtements très amples ; aussi ont-elles de ces formes splendides et plantureuses, semblables à celles que Mac-Cormac admirait, avec enthousiasme, chez les Indiennes à lignes sculpturales qui habitent les bords des grands lacs de l'Amérique du Nord.

Nous souhaitons que les jeunes filles de nos grandes villes ne s'exposent plus, dans un vain but de coquetterie, à la torture de ce vêtement qui leur déforme la taille et la poitrine au grand détriment de l'intégrité des fonctions du poumon, du cœur, et des principaux viscères de l'abdomen.

Nous rappellerons ici cette grande phrase du grand naturaliste Buffon : « La nature est plus belle que l'art ; et, dans un être animé, la liberté des mouvements fait la belle nature. »

Réveillé-Parise, en trois lettres spirituelles et savantes, publiées dans la Gazette médicale de Paris, en 1841-1842, fit justice de cette mode ridicule et absurde, qui consistait

à s'emprisonner la taille dans un véritable corset-carcan.
« Le corset, disait le fin écrivain, est une insulte à la
nature. » (1)

Les corsets trop serrés ont le désavantage, en compri-
mant la poitrine, de gêner la respiration. C'est donner ainsi
un moindre champ à l'hématose et le résultat définitif sera
la diminution de la quantité d'oxygène introduite dans
l'économie et la stagnation dans le sang d'une plus grande
quantité d'acide carbonique. D'où misère physiologique et
par suite tuberculisation.

Influence de l'habitation. — En thèse générale, les loge-
ments bas, humides et froids, les rez-de-chaussée des
hautes maisons des grandes villes font plus de phtisiques
que les habitations construites dans de meilleures conditions hygiéniques. La trop grande élévation des maisons
empêchant les rayons du soleil d'y pénétrer, engendre
l'humidité; l'humidité rend ces maisons malsaines. Ces
maisons sont encore plus malsaines si elles donnent abri
à un grand nombre de personnes.

C'est ici le moment de dire quelques mots des effets funestes de la privation de lumière. — La privation de cet
agent physique détermine l'étiolement par diminution
spontanée de la fibrine, de l'albumine et des globules
rouges du sang en même temps qu'elle cause une augmentation de sérum.

Des faits nombreux ne laissent aucun doute sur l'influence que la lumière exerce sur l'organisme. Les individus qui vivent dans l'obscurité respirent moins; ils ont
les chairs molles, bouffies, infiltrées; leurs tissus sont

______

(1) Réveillé-Parise. Hygiène du corset, t. IX et X, 2e série.

atones et sujets à l'hydrohémie : tels les prisonniers dans les cachots non ensoleillés, les marins de la cale et de la cambuse, les concierges, les ouvriers qui travaillent au-dessous du niveau du sol, ceux qui habitent des caves. Ces malheureux privés des bienfaisants rayons du soleil, meurent le plus souvent de scrofule ou de phtisie.

« Autrefois, dans les climats froids, et maintenant encore, dans beaucoup de pays chauds, il y avait et il n'y a que des rues étroites, où ne pénètrent ni la chaleur, ni le soleil, et où règne une humidité constante. On pense ainsi se pré-munir contre la chaleur trop grande en été, le froid trop vif en hiver.

Cela peut être vrai ; mais par combien d'inconvénients et de maladies ne rachète-t-on pas ce léger avantage? Le dé-faut d'air, de lumière et de chaleur uni à l'humidité, déter-mine, dans la population agglomerée de ces ruelles étroites, les scrofules, les tubercules et les maladies chro-niques de toute espèce ». (Becquerel, *Hygiène*, page 375.)

Les édiles modernes plus intelligents et plus instruits que leurs devanciers ne percent plus que de larges rues et de vastes avenues, à travers lesquelles circulent à grands flots le soleil, l'air et la lumière.

Air confiné. — La mauvaise qualité de l'air est nuisible, l'air non altéré mais distribué en quantié insuffisante est également nuisible. L'air non renouvelé ou air confiné se charge des principes carbonés de l'expiration pulmonaire et porte certainement obstacle à l'hématose.

« Dans les lieux habités, dans les enceintes closes ou séjournent habituellement un grand nombre d'individus, la respiration de l'homme et des animaux, les foyers de combustion et les appareils d'éclairage, la transpiration pulmonaire et cutanée et les matières animales qu'elles entrainent, sont les trois sources d'altération de l'air non renouvelé (1). »

Beaucoup d'auteurs ont montré l'influence exercée par l'air confiné sur la production de la tuberculose, Barthez et Rilliet, Hérard et Cornil, entr'autres.

C'est à cette nocive influence que Bricheteau attribue la grande fréquence de la tuberculose, dans les villes où la population est entassée dans un espace restreint, comme la chose se voit à Rome, à Lille, à Lyon et à Londres, etc.

M. Guéneau de Mussy, insistant beaucoup sur cette question, rappelle que des expériences faites sur des animaux montrèrent que ces animaux devinrent phtisiques pour avoir été renfermés dans des locaux trop étroits.

Nul, plus que notre illustre maître M. le professeur Peter, n'a aussi bien traité et avec une verve aussi entraînante cet intéressant sujet.

Ecoutons parler l'éminent professeur dont la parole est si pleine d'atticisme et de charme :« A côté, ou plutôt au-dessus, des faits d'inanisation par la quantité d'air respirable, il y a ceux d'inanitiation par la qualité. Et alors se présentent en foule les infractions insensées de la vie urbaine à l'hygiène respiratoire. Galetas du pauvre ou chambre à coucher du riche, caserne ou collège, prison ou hôpital, atelier ou salle de théâtre, c'est même chose, car tout y est ignorance ou mépris de lois physiologiques.

Pour ne parler ici que de la chambre à coucher, quoi de plus absurde en vérité ? Celle du pauvre a pour excuse d'être limitée par la pauvreté même ; mais celle du riche

______

(1) Tardieu Art. Air du Dict. encyclop. des sciences médicales.

l'est volontairement par l'architecture moderne, l'architecture du trompe-l'œil ; tout s'y fait au rebours du bon sens ; ainsi la partie de l'appartement où l'on est le moins et le moins longtemps, le salon, est la plus vaste, tandis que la plus exiguë, celle où l'on vit le plus, est la chambre à coucher. Le cube d'air respirable n'y est pas seulement hors de proportion avec les besoins de l'hématose, mais l'aération y est absolument et volontairement insuffisante.

« Il n'y a guère de ventilation, et encore ! que pendant les courts instants où l'on « fait la chambre »; aussitôt après, fenêtres aux bourrelets impitoyables rigoureusement closes, rideaux soigneusement tirés, stores abaissés, pour tamiser la lumière, persiennes fermées pour se défendre contre cet « insupportable » soleil. Ce qui est tout simplement la lutte contre la vie, la conspiration de l'étiolement. Eh bien, dans cette chambre aussi savamment disposée pour y élaborer la maladie, la dame du logis se tient toute la journée, y reçoit ses enfants ou ses intimes, c'est-à-dire y souille tout le long du jour, seule ou en collaboration, l'air destiné à l'hématose. Puis, elle y couche, seule ou non ; on y allume la lampe d'albâtre, laquelle va consommer sa part d'un oxygène déjà si peu abondant; on y fait un bon feu si le temps est froid, et voici encore la quantité d'oxygène d'autant amoindrie.

« Or, c'est dans cet air immobilisé, dans cet air où l'on a expiré des flots d'acide carbonique et exhalé toutes espèces de choses, les produits de l'exhalation pulmonaire comme ceux des sécrétions de la peau et d'ailleurs; c'est dans cet air que les poumons macèrent toute la nuit comme dans une sorte de *saumure* respiratoire.

« De façon qu'aux premières heures du jour, alors que

l'air du dehors est si pur qu'on éprouve à le respirer une sensation délicieuse, l'air de l'élégante chambre à coucher est d'une fétidité repoussante ; pris sans cesse et repris par les voies aérienes, ce n'est plus de l'air respiré, mais de l'air ruminé (1) ».

« Mac-Cormac, de Belfast, continue M. Peter, a beaucoup plaidé la cause de l'air pur. Le savant Irlandais semble même avoir consacré sa longue existence au triomphe de cette idée que la phthisie pulmonaire est due à la respiration *rérespirée* (consomption and the breath *rebreath*).

C'est une loi pour lui, la loi de Mac-Cormac, qui « partout où l'air habituellement respiré a été déjà respiré, en tout ou en partie, on trouve la tuberculisation ; et que partout où l'air habituellement respiré ne l'a pas été déjà, la tuberculisation est impossible et la scrofule commune? »

Nous admettons cette théorie, parce qu'elle nous semble surabondamment expliquer la raison pour laquelle la phtisie est inconnue dans les steppes kirghises, dans les prairies de l'Amérique du Nord, comme sur les mornes chevelus et dans les verdoyantes campagnes d'Haïti.

Pour Mac-Cormac ce n'est pas l'air impur seulement, c'est l'air devenu impur par la respiration, c'est cet air qui respiré de nouveau, engendre la consomption.

« Mais l'air déjà respiré, ajoute M. Peter, ou, plus exactement, l'air déjà respiré et confiné, dans lequel, pendant un certain nombre d'heures, ont vécu, c'est-à-dire expiré, exhalé, excreté un certain nombre de personnes réunies, cet air souillé de tant de façons diverses, est plus malfaisant encore que ne le pense Mac-Cormac ; il n'engendre pas

---

(1) Michel Peter. Leçons de clinique, t. II, p. 55.

seulement le tubercule, il produit les affections typhi-
ques.

« L'organisme humain,— et nous citons toujours notre
vénéré maître M. Peter, — car tronquer une belle citation
c'est commettre œuvre de vandalisme littéraire — l'organisme humain est le réactif de l'atmosphère : il répond par
la maladie à telle quantité nuisible de l'air.

« Donnez-moi un marais, plus un organisme humain, et je
vous rendrai une fièvre intermittente. Eh bien, donne-zmoi
une grande ville avec son hygiène dépravée, et je vous rendrai une population de tuberculeux. Mais, dans ce dernier
cas, ce n'est pas directement, comme dans la maladie palustre, que l'individu a été affecté, c'est indirectement qu'il
est devenu tuberculeux : l'inanisation par la mauvaise
qualité de l'air a commencé la déchéance organique, des
causes multiples et connexes l'ont achevée ; la tuberculisation n'a été qu'une résultante. »

Qu'ajouter à ces belles considérations aussi mûrement
pensées qu'excellemment exprimées? Rien. — Si ce n'est de
dire qu'on les accepte sans commentaire, et qu'on les fait
siennes. Ce que nous faisons.

Défaut d'exercice. — Le défaut d'exercice engendre un
alanguissement général des facultés de l'économie, ce qui
constitue une prédisposition imminente à la tuberculose.
Le défaut d'exercice diminue la nutrition interstitielle ; et,
l'homme qui ne se livre pas à un exercice convenable tient
en réserve des matériaux destinés à produire de la chaleur
et dont la rétention au lieu de lui profiter lui devient une
surcharge.

L'organe qui reçoit trop d'aliments, de même que celui

qui n'en a pas assez, languit et se dégrade. *In medio stat virtus.*

L'expérience donne raison à ces vues théoriques. Les religieuses des couvents, excepté celles qui se livrent à un travail corporel, ainsi que les créoles indolentes des colonies qui mènent une vie toute de nonchaloir et de morbidesse pleine, meurent-elles point de phtisie à la fleur de l'âge, leur inertie physique habituelle étant le point de départ de cette terrible maladie?

Le défaut d'exercice, ou son insuffisance, est une cause active de la phtisie pulmonaire. La perte de l'appétit, la difficulté des digestions, l'embarras de la circulation, dans les viscères, la langueur de la nutrition, un affaiblissement de l'hématose, la diminution des globules du sang, l'inertie de tous les tissus, l'appauvrissement général de l'économie : telles sont les conséquences de la vie sédentaire.

Or, cet état est éminemment favorable au développement des tubercules.

« Dans la phthisie pulmonaire, dit Andral, les globules sont diminués dès le début, et si cette altération n'est pas la cause de la tuberculisation, elle est pour nous un signe certain que cette maladie prend naissance au milieu d'un notable affaiblissement de l'économie. »

Les faits qui démontrent l'influence déplorable du défaut d'exercice sont nombreux dans la science. Lombard, de Genève, a trouvé que sur 1.000 décès, les professions sédentaires en avaient fourni 140 par phtisie, tandis que les professions actives n'en avaient fourni que 80 cas.

« D'après les tableaux publiés par M. Rufz, dit Bouchardat, les blancs créoles à la Martinique, les femmes surtout, offrent le plus large contingent à la tuberculisation pulmonaire ; leur impressionnabilité nerveuse, leur « dulce far-niente » physique sont généralement connus.

« Dans les maisons centrales, ajoute M. Bouchardat, citant Chassinat, les chances les plus grandes des mortalités se montrent à l'époque de la puberté chez les deux sexes ; les habitants des campagnes, les individus employés à l'exploitation du sol, d'un autre côté les soldats, les marins, les vagabonds succombent en bien plus grand nombre dans les bagnes et les maisons de correction que les condamnés placés dans les catégories professionnelles sédentaires.

« Sans doute, fait le pénétrant professeur d'hygiène (en manière de réflexion), il est à regretter que les documents manquent sur les causes de la mort, mais quand on voit qu'elle frappe surtout l'âge de prédilection de l'évolution des tubercules, et précisément qu'elle sévit avec plus d'intensité sur les individus qui passent sondainement d'une vie active à une existence recluse, on ne peut se refuser d'admettre qu'il y ait une corrélation établie par une foule d'autres faits entre le passage sans transition d'une vie active à une vie recluse inactive, et l'évolution des tubercules dans les poumons (1). »

Laennec rapporte que dans une maison religieuse où la règle était très sévère et la réclusion absolue, la phtisie fit de tels ravages qu'en dix ans le personnel du couvent se renouvela trois fois. Seules furent exemptées de la tuberculisation la supérieure, la tourière et les religieuses qui étaient chargées de la cuisine et du jardin.

Un autre exemple tout aussi frappant que celui qu'a

---

(1) Bouchardat. Supplément à l'Annuaire de thérapeutique pour 1861, p. 29.

cité Laennec a été cité par Leuret. « Un mot, dit le savant psychiatre, sur la grande mortalité du Bon-Pasteur : elle est occasionnée par la phthisie pulmonaire. J'ai pris des informations positives près de la supérieure de ce couvent. La maison est salubre, la nourriture suffisante et saine ; mais les recluses ne font pas assez d'exercice. Elles ont, par jour, un peu moins de deux heures de récréation ; elles passsent ces deux heures dans le jardin, si temps le permet ; s'il pleut, elles ne sortent pas de la journée. Or, le défaut d'exercice est, parmi les causes productives de la phthisie pulmonaire, la plus fréquente et la plus meurtrière, ainsi que l'ont prouvé les recherches successives de Laennec, de MM. Louis, Benoiston (de Chateauneuf) et Lombard (de Genève) (1).

Nul, plus que M. le professeur Bouchardat, n'a étudié cette influence du défaut d'exercice sur l'étiologie de la tuberculisation et il conclut : « Le repos des forces musculaires, l'inertie conduisent au même résultat définitif que la perte ou l'insuffisance des aliments de la calorification, diminution dans la production de la chaleur animale. L'inertie est une condition, au reste, moins durable, moins permanente que la perte ou l'insuffisance ; la condition de continuité n'étant pas toujours exactement remplie, il s'ensuit que la loi d'évolution des tubercules pulmonaires présente des exceptions qui, en réalité, ne sont qu'apparentes. »

Dans des conférences faites, en 1862, aux ouvriers, dans le grand amphithéâtre de la Faculté, M. Bouchardat, les excitant au travail, leur citait cette phrase de Platon, toute à l'appui de la thèse qu'il traitait : « Notre corps s'altère

---

(1) Leuret. Fragments psychologiques sur la folie, p. 149.

par le repos et se conserve principalement par l'exercice et le mouvement ; pour l'âmė comme pour le corps, le repos est un mal. » (1)

Que de gens malheureusement se refusent encore à mettre en pratique cette pensée qu'a exprimée le grand philosophe athénien.

Travail corporel exagéré. — Le travail corporel exagéré est aussi nuisible que le défaut d'exercice. L'abstinence et l'excès ne furent jamais heureux.

Une certaine dose d'exercice est indispensable à l'homme pour entretenir l'équilibre et l'intégrité des fonctions et assurer l'harmonie physiologique de ses organes, mais sous l'influence d'un exercice trop actif et trop énergique il se produit dans l'économie beaucoup de chaleur, cette production de chaleur détermine une notable dépense des aliments de calorification. Outre l'inconvénient de cette chaleur accablante, de ces sueurs profuses qui suivent un violent exercice, les réserves les plus faciles à détruire sont épuisées dans un temps très court. Si à cette fatigue excessive succède brusquement un état de repos trop grand, on se trouve dans des conditions d'imminence de refroidissement non suivi de réaction et des maladies qui en sont la conséquence.

En effet, le corps baigné de sueur, est il soumis à un courant d'air, il se refroidit jusque dans la profondeur des organes.

Si à l'immobilité dans laquelle on se tient, vient s'ajouter la dépense antérieure — et en un temps très court — des matériaux de la calorification, tout s'oppose à une réac-

---

(1) Bouchardat. Le travail. Deux conférences aux ouvriers, 1862. Janvier.

10

tion suffisante ; et, c'est dans de telles conditions que nous voyons survenir la plupart des maladies inflammatoires : rhumatisme, pleurésie, bronchite, pneumonie.

Lorsqu'un individu ne peut prendre qu'une alimentation insuffisante, et qu'il est soumis à l'influence d'un froid continu, les fatigues excessives peuvent déterminer chez lui l'explosion de la tuberculose pulmonaire.

Toutes ces causes que nous venons brièvement de passer en revue : les abus des plaisirs vénériens, l'onanisme, les influences morales dépressives, l'insuffisance des vêtements, la mauvaise influence de l'habitation, l'air confiné, le défaut d'exercice, le travail corporel exagéré, toutes ces causes peuvent prédisposer — et comme de fait elles prédisposent — à la tuberculisation pulmonaire, en conduisant l'individu à la misère physiologique.

La misère physiologique une fois existante, le moindre refroidissement suffit pour déterminer l'apparition des premiers symptômes de la maladie.

La misère physiologique est encore une cause de refroidissement facile : la puissance de résistance au froid étant beaucoup moindre chez ceux qui sont dans cet état que chez ceux dont le sang est riche en globules rouges. (Xénophon. Larrey.)

Ailleurs, nous avons déjà longuement traité, — en étudiant l'influence des saisons sur la phtisie — de l'action du froid et de celle du refroidissement sur la genèse de la maladie. (Voir art. : Climats).

Nous ne reviendrons pas sur cette question, pour ne pas nous répéter et nous nous contenterons de dire ici, pour terminer l'étude des causes externes ou hygiéniques, que, si le froid continu est une cause prédisposante de la tuberculisation, le refroidissement est à la fois une cause prédisposante et la plus puissante des causes occasionnelles de la phtisie pulmonaire.

Car, en effet, sur 100 cas de phtisie, l'influence d'un brusque refroidissement est intervenue 45 fois (Hérard et Cornil) ; Briquet l'a notée 35 fois sur 109 cas, et Alison Scott 277 fois sur 602 cas. (Damaschino.)

Ce sont là des cas où il a été permis de constater manifestement cette influence nocive, où elle a été prise en flagrant délit pour ainsi dire et, à bon droit, incriminée; mais les cas dans lesquels elle.a passé inaperçue, se dérobant à la rigoureuse observation de la science, sont bien plus nombreux encore.

On pourrait même avancer — sans craindre d'être trop téméraire — que, dans les 4/5 des cas, la tuberculose éclot, en un organisme appauvri, à la suite d'un refroidissement, que le malade ait gardé ou non, dans sa mémoire, le souvenir de la sensation rapide et superficielle ou celui du sentiment de malaise causé par ce refroidissement.

CHAPITRE II

Causes internes. — Causes somatiques ou physiologiques.

Influence de l'âge

Question fort complexe, que celle de *l'influence de l'âge* sur l'étiologie de la tuberculose. Jusqu'à nos jours elle n'a point encore été considérée sur toutes ses faces. Toutefois, celle sur laquelle on l'a le mieux étudiée, l'époque de l'éclosion de la maladie est assez bien connue. Selon Bouchardat même, de toutes les influences prédisposantes à la tuberculisation pulmonaire, il n'en est pas qui ait été mieux étudiée et qui soit plus évidente que celle de l'âge.

Il est peut-être bon de dire, en commençant, qu'à tous les âges on peut trouver des tubercules dans les poumons d'individus qui ont succombé à des affections autres que la phtisie, mais la chose est fort rarement constatée sur les cadavres de très jeunes enfants.

C'est une exception que de rencontrer des tubercules chez le fœtus. Plusieurs auteurs pourtant — et des plus autorisés — ont eu l'heureuse chance de voir des poumons de fœtus tuberculeux ; pour ne citer que peu de noms, citons ceux de Laennec, d'Andral et de Billiard.

La tuberculisation est assez fréquente dans l'enfance. Trousseau croyait même qu'elle était plus commune sur les enfants en bas âge qu'elle ne l'est aux autres époques de l'existence. Voici d'ailleurs en quels termes s'exprime le savant clinicien: «La tuberculisation, en effet, n'est jamais plus fréquente que dans les premières années de la vie. Les médecins qui ont suivi longtemps les services consacrés aux enfants à la mamelle, savent que le plus grand nombre de ces petits malades succombent à des affections tuberculeuses de la poitrine. Malheureusement le diagnostic de la tuberculisation pulmonaire est bien autrement difficile à établir chez les sujets du jeune âge que chez les autres. Une grande partie des éléments que seule peut nous fournir l'auscultation pour arriver à la notion exacte et précise de la lésion caractéristique, une grande partie de ces éléments fait absolument défaut (1).

Mais Damaschino répond ainsi: « Quelle que soit l'autorité de Trousseau, son opinion est considérée généralement comme entachée d'exagération. Ce n'est pas, comme il le dit dans les premières années que la tuberculose atteint son maximum de fréquence. M. Hervieux, aux Enfants-Trouvés, n'en a constaté les lésions que 10 fois sur 801 autopsies d'enfants morts avant un an. » (2) Le poumon est d'autant moins souvent le premier organe envahi par la matière tuberculeuse, que les enfants sont plus jeunes. (Barthez.)

C'est à l'époque de la première dentition, surtout si elle est accompagnée de quelqu'état morbide, que les tubercules apparaissent chez les enfants. Cependant il s'en faut de beaucoup que les tubercules soient aussi fréquents dans

---

(1) Trousseau Clinique de l'Hôtel-Dieu.
(2) Damaschino. Eodem loco citato, p. 13.

les deux premières années de la vie que dans celles qui suivront. Papavoine. Bouchardat.

A partir de l'âge de 3 à 4 ans, les cas de mort par tuberculose se multiplient et en même temps leur proportion, comparativement aux autres décès causés par d'autres maladies, augmente aussi. Damaschino.

Le nombre des enfants tuberculeux est surtout plus considérable de 4 à 5 ans (Lombard, de Genève) ou de 4 à 8 ans. Papavoine. « Les 3/4 de ceux qui meurent à 5 ans seraient tuberculeux, s'il en faut croire Lombard. » (1).

« Vers l'âge de 4 à 6 ans, à une période caractérisée physiologiquement par la rapidité de la croissance et l'évolution des dents intermédiaires, la tuberculisation des méninges est surtout commune, et c'est cette cruelle affection qui ravage si souvent les familles entachées de la tare héréditaire tuberculeuse. » (2)

La granulose aigüe généralisée n'est pas rare chez l'enfant surtout de 2 à 5 ans. (Roger.) Elle est souvent localisée dans les méninges avec ou sans traces de lésions semblables dans les autres organes : le cerveau est le plus fréquemment atteint dans cette époque de la vie.

On voit donc combien les enfants, ces petits être chétifs qui constituent la réserve de l'avenir, demandent de soins assidus et de tendresse, car ils sont, de par la faiblesse même de leur vitalité, très exposés à devenir tuberculeux. On ne saurait jamais assez faire entendre aux parents qu'ils ne doivent rien négliger, non-seulement pour les défendre contre les tuberculoses pulmonaire et méningée, mais encore contre le carreau, la tuberculisation mésentérique,

---

(2) Damaschino, citant Lombard.
(3) Fonssagrives. Thérapeutique de la phthisie, 1866, p. 11.

maladie engendrée par la surcharge alimentaire et dont le maximum de fréquence de début et de développement est aussi placé vers cet âge — de 3 à 10 ans.

Vers 7 ou 8 ans, la phtisie diminue de fréquence pour se retrouver vers la quinzième année à peu près aussi commune qu'elle l'était de 3 à 4 ans.

L'établissement de la puberté constitue une période indécise de la vie qui fournit au développement de la phtisie un aliment singulièrement fécond.

A la puberté, la tuberculose redouble de fréquence. Quelques auteurs pensent que l'organe est d'autant plus exposé que son activité fonctionnelle est plus grande ; c'est par ainsi qu'on voudrait expliquer la plus grande fréquence de la tuberculisation pulmonaire chez les jeunes gens et les adultes et celle de la tuberculose méningée chez les enfants. Rien ne prouve la véracité de cette assertion : en effet, il n'est rien moins que probable que le maximum du fonctionnement du cerveau ait lieu chez l'enfant et le maximum du fonctionnement du poumon chez l'adolescent. Il serait peut-être meilleur de penser avec Damaschino, que c'est parce que vers cette époque (à la puberté) l'organisme est entraîné à de grandes dépenses et que ces dépenses ont une grande importance sur l'éclosion de la tuberculose parce qu'elles diminuent la force de résistance de l'individu.

« Aux approches de la puberté, la croissance est quelquefois accompagnée de douleurs articulaires ; trop rapide, elle fatigue, elle maigrit l'enfant ; elle le jette dans un état d'anémie auquel il a toujours été prédisposé ; de là, une condition nouvelle d'opportunité pour l'éclosion de la tuberculose. C'est à ce moment d'accroissement exagéré que la tuberculisation se manifeste souvent par une petite fièvre

continue, avec exacerbation le soir, fièvre dont la vraie signification est méconnue, et qui est dite à tort : fièvre de
croissance » (H. Roger, Recherches cliniques sur les maladies de l'enfance ; Introduction, page 16).

Chez l'adulte, la manifestation de la diathèse tuberculeuse la plus commune est la tuberculose pulmonaire.

Les deux aphorismes d'Hippocrate sont restés légen-
daires : 1º La phthisie survient surtout aux âges de 18 à
35 ans ; tome IV, Aphorisme IX, section V.

2º L'âge le plus dangereux pour la phthisie, est de 18 à
35 ans (1).

Des recherches statistiques faites à Paris, et publiées
sous les auspices de M. de Chabrol, établissent ainsi l'ordre des âges, eu égard à la plus grande fréquence de la
phtisie :

1º	20 à 30 ans.	
2º	30 à 40	—
3º	10 à 20	—
4º	0 à 50	—
5º	0 à 10	—
6º	60 à 70	—
7º	70 à 80	ans, etc.

Mais il convient de remarquer, fait observer Andral, que
dans ces tableaux il n'est question que de tubercules pulmonaires, et que, si l'on avait tenu compte des tubercules
développés dans les autres organes, l'âge de 2 à 10 ans devrait peut-être se trouver au premier rang au lieu d'être
au cinquième (2).

---

(1) Hippocrate. Trad. Littré. Paris, 1842, t. V, Prénotions coaques,
p. 681.

(2) Laënnec. Auscultation médiate, 4e édition, t. II, p. 185. Note
d'Andral.

On admet généralement que la tuberculisation pulmonaire, stationnaire le plus souvent à l'âge de la puberté,
devient plus meurtrière de 20 à 30 ans (Bouchardat). Pour
Lombard et Homann, elle serait plus commune de 20 à
40 ans.

Bayle enseignait que la phtisie était surtout plus fréquente de 15 à 50 ans (1).

Monneret précise davantage la question, et s'exprime
ainsi : « Parmi les causes somatiques, statiques et fonctionnelles du développement de la phthisie pulmonaire, il
faut avoir égard à l'influence des âges. Les statistiques
dressées à ce point de vue varient singulièrement ; cependant on peut donner, comme à peu près certain, le résultat
suivant : En général, les 3/5 de phthisie pulmonaire se développent entre 20 et 35 ans, et les 2/5 restants de 35 à
50 ans. L'âge a donc une véritable influence, mais seulement sur le temps d'évolution de la maladie diathésique » (2).

M. Bertillon est arrivé, dans ses statistiques, à peu près
aux mêmes résultats que Monneret, en cherchant à déterminer, d'une part, combien de décès sur 1,000 sont dus à
la phtisie ; d'autre part, combien cette maladie emporte
annuellement de sujets sur 1,000 vivants (Damaschino).

D'après Clarke enfin, le maximum d'intensité et de fréquence de cette affection, dans l'âge adulte, serait placé
vers celui de 23 ans.

Surtout aussi, chez l'adulte, on rencontre à côté de la tuberculose pulmonaire celle des ganglions bronchiques, du
larynx, des ganglions mésentériques et de l'intestin, celle-

---

(1) Bayle. Recherches sur la phthisie, 1819.
(2) Monneret. Patholog. interne, t. II, p.. 336. Paris, 1865.

ci pourtant, selon Hemey, frappant plutôt l'adolescence que l'âge adulte proprement dit.

On voit d'après tous ces documents, dont nous nous som mes ci-dessus entouré, que le maximum de fréquence de décès, par suite de tuberculisation, coïncide à peu près exactement avec l'âge du maximum de la force.

On peut, avec M. Bouchardat, interpréter ce fait d'après la loi de continuité d'action : « Les enfants, les vieillards offrent, en général, moins de résistance aux maladies inci-dentes que l'homme dans la force de l'âge ; quand ces vieil-lards, ces enfants sont sous l'influence de la perte ou de l'insuffisance des aliments de calorification, les refroidis-sements, les miasmes spécifiques les trouvent aptes à res-sentir leur impression, et ils succombent souvent à des maladies aiguës déterminées par ces causes incidentes, auxquelles résistent ceux qui sont protégés par l'âge de la force. La condition de continuité qui est, en général, celle de l'évolution des tubercules, peut donc être plus souvent remplie par les individus dans l'âge de la force, que par ceux qui n'y sont pas encore arrivés ou qui l'ont dépassé. Nous avons hâte d'ajouter que l'application du fait de la fréquence des tubercules à l'âge de la force peut bien être exacte, mais qu'il peut exister concurremment des condi-tions organiques qui favorisent l'éclosion des tuber-cules » (1).

« Puberté et virilité, s'écrie M. Peter, telle est bien, en effet, la période de la vie où la phthisie se montre le plus fréquemment, et les notions hippocratiques sont si bien connues des gens du monde, qu'ils ne croient guère à la maladie, passé cet âge, et que même beaucoup de médecins

____

(1) Bouchardat. In eod., loc. cit., p. 41.

sont gens du monde sur ce point. Il s'en faut bien qu'il en soit ainsi. Ce qui est vrai, c'est que la période hippocratique de la phthisie est celle de la tuberculisation à laquelle on arrive par prédisposition constitutionnelle ou héréditaire ; les débiles, les lymphatiques ou les enfants de tuberculeux, sont « poitrinaires » à ces âges, à la première ou à la dernière partie de cette période, suivant l'intensité de la prédisposition et celle des causes auxilliaires. Mais, ceux qui étaient nés pour n'être point tuberculeux, peuvent le devenir vers la cinquantaine, par la lente et continuelle influence des causes tuberculisantes ; ou passé cet âge, dans une vieillesse plus ou moins avancée, et par le fait de la caducité sénile qui est, à elle seule, une cause puissante de tuberculisation. Les médecins d'asiles de la vieillesse le savent bien. Aussi Fuller a-t-il pu dire sans exagération que : « les phthisiques sont aussi nombreux à soixante-dix ans qu'à quinze » : si cette proposition paraît inexacte, c'est au point de vue absolu, car, en vérité, on compte plus de poitrinaires de quinze ans que de soixante-dix, parce que, dans le chiffre total de la population, il y a plus de jeunes que de vieux ; mais la proposition est très fondée au point de vue relatif, c'est-à-dire que sur 100 individus de soixante-dix ans, il y a presqu'autant de poitrinaires que sur 100 individus de quinze ans. »

Qu'il nous soit permis de nous résumer en disant, avec M. Jaccoud : « La tuberculose frappe tous les âges, mais non avec la même fréquence ; rare avant deux ans, elle est assez commune de deux à cinq ; elle diminue ensuite pendant la seconde enfance, et atteint son maximum de vingt à trente ou même trente-cinq ans. Après cela, nouvelle diminution résultant, non pas d'une immunité propre à cet âge, mais simplement de ce que la diathèse héréditaire et l'innée, qui sont les plus fréquentes, ne laissent guère vivre au delà de cette limite ; les tuberculoses développées après trente-cinq ans sont presque toujours acquises. »

Qu'il nous soit aussi permis de dire, en nous appuyant sur Nélaton et M. Brouardel, que c'est surtout dans l'âge de leur fonctionnement que les organes génitaux deviennent tuberculeux chez la femme aussi bien que chez l'homme.

Nous avons voulu terminer ce chapitre en rappelant cette vérité d'observation clinique, afin de pouvoir conseiller aux jeunes gens, — surtout à ceux non encore arrivés à l'âge de leur complet développemet, — de ne point abuser des plaisirs de l'amour.

Influence du sexe.

Les conditions hygiéniques ne sont pas les mêmes dans les deux sexes, et elles influent beaucoup sur l'étiologie de la tuberculose.

Il est clair que l'homme, vivant presque toujours au grand air, se livrant à des travaux plus rudes que la femme, mieux payé qu'elle et mieux nourri, et chez qui par conséquent les échanges organiques sont faits avec plus de régularité, plus d'ampleur, il est clair, disons-nous, que l'homme est placé dans de meilleures conditions physiologiques que la femme, et peut mieux qu'elle, de par son genre de vie, échapper aux atteintes de la tuberculisation.

Même dans les familles dans lesquelles la phtisie est héréditaire, l'homme échappe mieux et plus souvent que la femme à la phtisie. De même dans les grandes villes, dans les manufactures, dans les ateliers, dans les boutiques, dans ces halles où l'air est confiné et où tout conspire contre la santé de ceux qui sont forcés d'y séjourner, la tuberculose est de beaucoup plus commune dans les rangs des femmes que dans ceux des hommes.

Les femmes, ces exquises et délicates créatures, ces anges du foyer, ne sont point faites pour l'existence dans ces milieux de lutte pour la vie. — Et puis la grossesse, et puis la lactation, ces sublimes manifestations du rôle physiologique et social que la nature lui a assigné, ne devraient-elles pas suffire pour la protéger et la défendre contre la cupidité et la paresse des hommes?

Si, aux causes physiologiques de débilité viennent s'ajouter les causes hygiéniques et sociales débilitantes, si surtout la misère vient s'asseoir au foyer de la famille, c'est que la phtisie ne tardera pas à y venir semer l'effroi, la désolation et la mort. Et c'est toujours la femme qui est la première frappée : encore qu'elle soit la plus faible ne se prive-t-elle pas de tout pour que ses enfants ou son mari ne manquent de rien ?

Toutes les statistiques démontrent la plus grande fréquence de la phtisie chez la femme que chez l'homme.

Le relevé de Fuller, contre 25,083 décès par la phtisie chez les hommes, produit 28,234 décès chez les femmes — c'est-à-dire un excédent numérique de 3,151 chez les femmes (1).

Lombard sur 9,549 cas réunis par lui, a trouvé 5,589 décès de femmes et seulement 3,160 d'hommes

Nous avons déjà montré au chapitre des influences professionnelles, qu'à Lyon la phtisie causait une mortalité

---

(1) Fuller. Diseases of the Lungs, 1867.

stupéfiante sur la population ouvrière du sexe faible : à ce point que pour 13 décès sur 100 dans les rangs dés ouvriers en soie on comptait 55 décès pour 100 sur des personnes faisant le même travail mais appartenant au sexe contraire.

Dès l'enfance déjà cette prédominance de la phtisie sur le sexe féminin se ferait sentir. Dans une statistique de Barrier, sur un nombre de 929 cas de décès par phtisie chez les enfants 567 cas seraient des décès de petites filles tandis qu'il n'y en aurait que 362 du sexe masculin.

Dans une autre statistique de Fuller, dressée au point de vue exclusif de la phtisie, l'écart est moins grand : 3,422 garçons pour 3,535 filles. La différence, pour petite qu'elle soit, n'en mérite pas moins considération.

Il semble que l'organisme féminin soit plus facilement attaquée par les agents morbifiques et qu'il leur résiste moins que l'organisme masculin.

De 12 à 20 ans le chiffre des décès monte chez les femmes avec une disproportion effrayante.

« Sur 127 cas de phtisie recueillis dans une division de 48 lits également partagés entre l'un et l'autre sexe, 70 cas, dit Louis, appartiennent aux femmes et 57 aux hommes. Différence assez considérable et qui peut faire présumer, malgré le petit nombre de faits analysés, que la phtisie est plus fréquente chez la femme que chez l'homme (1).

Les chiffres de Louis sont très précieux, parce qu'ils sont le résultat de notes prises par lui même dans son service hospitalier, et l'on comprend tout le soin et toute la rigueur scientifique qu'un homme aussi consciencieux que le médecin de l'Hôtel-Dieu a dû apporter dans une opération de ce genre.

---

(1) Louis. Phthisie pulmonaire, 2e édition. Paris, 1843, p. 577.

Pour expliquer cette grande mortalité chez les femmes, M. Peter fait intervenir les circonstances hygiéniques de travail plus ou moins fatiguant et peu rémunérateur de la femme, les privations de toutes sortes qu'elle s'impose pour satisfaire au vain luxe de la coquetterie.

Dans un tour vif et agréable, M. Peter a résumé tout le débat : « Si les femmes sont plus fréquemment tuberculeuses que les hommes, au moins dans les grandes villes, ce n'est pas à leur sexe qu'elles doivent ce facheux privilège : leur utérus n'y est pour rien, leurs conditions sociales y sont pour tout. »

L'opinion de M. le professeur Bouchardat, pour plus longuement exprimée qu'elle est, n'est pas autre que celle de M. le professeur Peter : « Le salaire des femmes est moindre que celui des hommes, leur luxe plus grand, d'où deux causes prédominantes de misère physiologique. La fréquence de la chlorose chez les jeunes filles, les goûts dépravés qui accompagnent cette maladie conduisent par une pente évidente à l'appauvrissement général de l'économie ; quand la condition de continuité se réalise, des tubercules apparaissent dans les poumons. » Pour M. Bouchardat aussi, les travaux sédentaires des femmes, qui exigent souvent une quasi-immobilité, sans déploiement de forces physiques, les conduisent plus fréquemment que les hommes à remplir cette condition de continuité dans l'insuffisance de la dépense, laquelle les mène droit à la tuberculisation pulmonaire.

Grossesse. — A l'occasion toute sexuelle de la maternité, et de son complément naturel, l'allaitement, à ces deux condition réunies on doit de voir aussi un chiffre assez important de décès par phtisie.

La grossesse est donc à redouter pour les femmes prédisposées à la tuberculose pulmonaire puisqu'elle peut faire hâter l'éclosion de la maladie.

Il s'en faut de beaucoup que cette idée ait toujours prédominé dans la science.

Les anciens étaient sur ce sujet d'un avis tout-à-fait opposé à celui des médecins modernes. C'est une croyance très ancienne, en effet, qui voulait que la grossesse pouvait empêcher le développement de la maladie chez les personnes prédisposées ou que même elle pouvait en arrêter l'évolution déjà commencée. Beaucoup de gens du monde et quelques médecins croient encore ainsi.

Ainsi pensaient Bordeu (1), Cullen (2), Portal (3). Cullen disait : « La grossesse a souvent retardé chez les femmes les progrès de la phthisie. » Portal affirmait avoir vu beaucoup de femmes ménacées de la phtisie crachant du sang, respirant avec peine se rétablir à mesure que la grossesse avançait ou après une heureuse couche.

Mauriceau (4), Antoine Petit (5), Joseph Franck (6), P. Dubois et Désormeaux (7) ne sont pas aussi exclusifs dans leur manière de voir : pour eux, la phtisie, dans certains cas, était enrayée, tandis que dans d'autres la grossesse ne faisait qu'en accélérer le développement.

Mais le plus grand nombre des auteurs attribuent à la

(1) Bordeu. Recherches sur le pouls, t. I, p. 27, p. 344.
(2) Cullen. Eléments de médecine pratique, t. II.
(3) Portal. Observations sur la phthisie, t. II, p. 685.
(4) Mauriceau. Traité d'observation sur la grossesse.
(5) A. Petit. Traité des maladies des femmes enceintes, section V.
(6) J. Franck. Pathologie interne, t. IV, p. 209 et 246.
(7) Dubois et Désormeaux. Dict. en 30 volumes, art. Grossesse, p. 389.

grossesse une fâcheuse influence et tous signalent la funeste allure que prend la maladie aussitôt que l'accouchement a eu lieu.

Rosière de la Chassagne avait dit que de deux femmes, phtisiques au même degré, celle qui devient enceinte est sûre de vivre jusqu'à l'accouchement, tandis que l'autre peut mourir beaucoup plus tôt.

Bricheteau, Louis et Grisolle, dans le rapport qu'ils firent à l'Académie sur le travail de M. Dubreuilh, de Bordeaux, répondirent à cela que les observations abondaient dans les ouvrages pour prouver que la grossesse, loin d'être une circonstance heureuse, est trop souvent, pour les femmes qui ont une prédisposition ou innée ou acquise, la cause déterminante de la tuberculisatiou des poumons ; que loin d'être une circonstance heureuse, comme on le croyait la coexistence d'une grossesse et de la phtisie ajoute encore au péril et le rend plus prochain.

Selon ces trois éminents académiciens la proposition de Rozière de la Chassagne doit être renversée, et l'on peut plutôt dire que de deux femmes phtisiques celle qui devient enceinte meurt souvent avant celle qui ne l'est pas.

Pour Capuron, on a vu des femmes phtisiques se porter mieux en apparence, croire même à une guérison radicale pendant le commencement de la grossse, mais cette faible et courte illusion s'évanouit vers le quatrième ou cinquième mois, et alors la toux s'exaspère, la douleur s'irrite, et la mort ne tarde pas à frapper sa victime après l'accouchement (2).

Louis croyait aussi à la funeste influence exercée par la

---

(1) Bulletin de l'Acad. de méd., 1851-1852, t. XVII, p. 24.
(2) Capuron. Traité des maladies des femmes, p 436.

Janvier.   11 grossesse, et pour lui il y avait erreur et confusion de la part de ceux qui soutenaient le contraire. Selon cet éminent clinicien, l'erreur viendrait de ce que plusieurs des symptômes de la phtisie auraient passé inaperçus pendant la gestation sans que pour cela l'affection en marchât moins rapidement, tandis que d'un autre côté, il serait très possible qu'à la suite de l'accouchement les progrès de la phtisie fussent plus marqués qu'à toute autre époque ; de sorte que, dans ces deux cas, la différence observée dans la marche de la maladie avant ou après l'accouchement aurait pu être une nouvelle cause d'illusion (1).

Au point de vue clinique, la vérité est, que lorsque les fonctions se font bien la maladie marche très lentement ou s'arrête même pendant les quatre premiers mois de la grossesse, quand la lésion pulmonaire a été peu étendue au moment de la conception. Si, au contraire, les fonctions digestives sont dérangées la maladie suit une marche rapide.

Presque tous les auteurs contemporains pensent que la grossesse a une influence aggravante sur la marche de la phtisie.

De ce nombre sont — pour ne citer que ceux-là — Guéneau de Mussy, Stolz de Strasbourg, Hervieu, et M. Peter.

Pour M. le professeur Peter, dans les villes, le seul fait, de la grossesse peut, dans certains cas, engendrer la phtisie : « Il y a la pauvreté de l'ouvrière qui s'épuise pendant la grossesse à un travail pénible insuffisamment rémunérateur. Il y a la faiblesse native des femmes étiolées des villes que leur constitution débile met hors d'état de

______

(1) Louis. Recherches sur la phthisie, 2ᵉ édit., 1843, p. 325.

reproduire. Dans toutes ces conditions la grossesse est une cause d'épuisement, et par conséquent, de tuberculisation possible, les grossesses répétées une cause plus puissante encore.

« Maintenant, si l'acte de la maternité peut avoir cette mauvaise influence de rendre une femme tuberculeuse, qu'elle peut être une action sur une femme tuberculeuse déjà? On conçoit par avance que cette action ne puisse être que néfaste ; et cependant on a été jusqu'à professer le con traire. Or, il est facile de voir qu'il y a défaut d'observation.

En effet, on n'a pas, dans cette question de la grossesse et de la tuberculisation, suffisamment distingué les périodes de la gestation non plus que celles de la phthisie. D'où la divergence des opinions : les uns croyant la grossesse indifférente ; les autres, salutaire ; d'autres enfin — dans le vrai ceux-ci — malfaisante » (1).

Les thèses de Bahuaud (1863) de Caresme (1866) et de Sogniès (1868) — toutes soutenues devant la Faculté de médecine de Paris — sont pleines d'observations rédigées, qui viennent de tout leur poids peser dans la balance en faveur des opinions de M. Peter.

Nous ne pouvons résister au désir de citer les conclusions de Bahuaud :

1° La grossesse loin d'enrayer une phtisie pulmonaire préexistante, accélère au contraire sa marche dans l'immense majorité des cas.

2° Il est fréquent de voir la phtisie pulmonaire naître dans le cours de la grossesse, chez les femmes sans aucun

---

(1) Peter. Clinique.

antécédent héréditaire, et jouissant habituellement de la meilleure santé.

3° D'une façon générale, la phtisie débute dans la première partie de la grossesse et poursuit sa marche toujours croissante dans le reste de la gestation.

Pour M. Damaschino qui pense d'ailleurs de la même manière que Bahuaud — ce n'est pas que la gestation exerce une action spéciale sur la tuberculose pulmonaire, mais elle constitue seulement une cause de débilitation pour l'organisme, et elle cause des troubles digestifs qui contribuent certainement à sa fâcheuse influence.

Nous avons dit tout à l'heure que, d'une façon générale, la phtisie débutait dans la première moitié de la grossesse, mais le professeur Peter insiste surtout sur l'action néfaste du cinquième mois.

Capuron et M. Caresme avaient déjà signalé ce dangereux cinquième mois à l'attention des observateurs, mais sans ajouter de commentaires et d'explications à ce qu'ils avaient vu eux-mêmes. M. le professeur Peter a élucidé la question : « Si la tuberculisation, dit notre savant maître, avec autorité, si la tuberculisation est plus avancée dans ses périodes et plus étendue dans son envahissement, la grossesse est une cause d'aggravation certaine et rapidement redoutable. Or, ce qu'il y a d'intéressant c'est que cette aggravation se produit, non pas à un moment quelconque de la gestation, mais spécialement à une époque que nous avons vue être féconde en péril pour la femme atteinte de maladie du cœur, c'est-à-dire à partir du cinquième mois. Dès le début de la grossesse, il y a bien augmentation de la dyspnée, mais les accidents deviennent surtout graves à dater du cinquième mois et pour des raison toutes physiologiques. C'est qu'à cette époque le fœtus devenu plus gros demande une plus grande masse de sang maternel, alors apparaît chez sa mère une série d'accidents qui s'aggravent à mesure qu'augmentent et le volume de l'enfant et ses besoins corrélatifs. Ce sont là des faits tout matériels et qui peuvent se chiffrer.

« Si la femme survit à ces accidents thoraciques, vous les voyez habituellement en raison dè la loi physiologique invoquée tout à l'heure, s'aggraver après la délivrance ; et la phthisie lente devient alors la phthisie rapide. Que de fois n'avons-nous pas vu ensemble de cinq à huit jours après l'accouchement, la femme brusquement maigrir, pour succomber, de deux à quinze jours plus tard, à la fièvre et aux symptômes de la phthisie galopante (1).

La plupart des femmes chez lesquelles on a observé des faits de tuberculisation engendrée par la grossesse étaient déjà prédisposées par des antécédents héréditaires ou par leur faiblesse constitutionnelle ; plusieurs se trouvaient dans de mauvaises conditions hygiéniques ; mais ces causes prédisposantes étaient restées sans effet et les accidents ont apparu alors seulement que ces femmes sont devenues enceintes.

On comprend que la prédisposition à la tuberculisation, ayant plus d'éléments de vitalité par suite de la grossesse doive se développer davantage et qu'une grossesse fasse parcourir aux tubercules toutes leurs phases dans un temps moins long. (Stolz).

Dans quelques cas rares, si la maladie reste pour ainsi dire stationnaire tant elle est bénigne et bien soignée, et si, par ainsi, les malades peuvent résister assez longtemps, on voit une nouvelle exacerbation coïncider avec chaque nouvelle grossesse.

---

(1) Peter. Clinique, t. II, p. 126 et 127.

En somme — et pour nous résumer : Pour une femme prédisposée à la tuberculisation, soit par vice héréditaire soit par faiblessse constitutionnelle, la grossesse est à craindre ; les grossesses répétées sont tout ce qu'il y a de plus à redouter.

Accouchement. — Nous venons de voir que presque tous les auteurs sont d'accord pour admettre que dans les cas peu nombreux où la phtisie a suspendu son cours pendant la grossesse elle reprend sa marche et devient brusquement intense après que le part a eu lieu.

Dubreuilh, de Bordeaux, dans le mémoire dont nous avons déjà parlé, et sur lequel mémoire une commission composée des académiciens Bricheteau, Louis et Grisolle fut chargée de faire un rapport que Grisolle rédigea, Dubreuilh avait cherché à montrer quel rôle la grossesse, l'accouchement et l'état puerpéral pouvaient exercer sur l'étiologie ou le cours de la phtisie pulmonaire.

Pour Dubreuilh, l'accouchement et l'état puerpéral influaient à un tel point sur le développement de la phtisie que la maladie pouvait éclore de toutes pièces à la suite de ces conditions nouvelles, pour peu que la prédisposition existât déjà, ou à accélérer la terminaison fatale lorsque la maladie était déjà caractérisée.

Si la phtisie est très peu avancée au moment de l'accouchement, celui-ci ne paraît pas l'influencer. (Bahuaud.)

Il est des cas dans lesquels la phtisie éclate immédiatement après l'accouchement, il en est d'autres dans lesquels ce n'est que longtemps après que la parturition a eu lieu que la maladie se déclare.

Grisolle cite même une femme chez laquelle, à deux fois de suite, la délivrance enraya les accidents de tuberculisation qui s'étaient montrés pendant la grossesse. Le cas de Grisolle est unique, croyons-nous.

Nous pouvons dire, en thèse générale, que l'accouchement survenant dans le cours de la maladie a rarement amené une amélioration durable.

Presque constamment l'état de la femme a empiré après la délivrance.

Les recherches de M. le professeur Brouardel ont servi à démontrer que c'est principalement à la suite de l'accouchement que les organes génitaux sont envahis par les granulations tuberculeuses. L'état puerpéral semble donc agir en favorisant la localisation morbide sur les organes génitaux.

Les accidents puerpéraux activent aussi l'éclosion de la tuberculose pulmonaire (Caresme). Sur 36 observations que Caresme a réunies dans sa Thése inaugurale, dans 12 cas la phtisie s'était déclarée postérieurement à l'accouchement.

Allaitement. — Les effets désastreux de l'allaitement sont d'autant plus faciles à comprendre qu'on voit cette même influence, par la fatigue qu'elle produit, être à la fois cause prédisposante et cause occasionnelle de tuberculisation. — Les observations qui le prouvent sont nombreuses.

Les tentatives d'allaitement, faites par les mères prédisposées à la tuberculisation sont, pour elles, comme pour leur enfant du plus déplorable effet. Pour la nourrice, c'est une cause d'épuisement ajoutée à tant d'autres et qui la mène à la tuberculisation ; — quant au nourrisson, il éprouve tous les effets d'une nourriture insuffisante, c'est-à-dire qu'il maigrit, dépérit, est pris de vomissements et surtout de diarrhée et meurt.

On a pourtant cru voir que, dans certains cas, l'influence de l'allaitement aurait paru bienfaisante. Cette assertion n'aurait pas été démontrée d'une manière irréfutable.

Ce qui est vrai c'est que l'allaitement peut être à la femme débile une cause de tuberculisation ; à fortiori cet allaitement l'est-il, s'il est prolongé plus que de raison, ou si la femme nourrit deux enfants en même temps. (Peter).
Rayer, dans un mémoire intitulé : *Etudes comparatives de la phthisie pulmonaire chez l'homme et chez les animaux.* (Archives de médecine comparée, 1843) dit avoir vu des nourrices devenir phtisiques lorsqu'elles allaitaient deux enfants à la fois, le leur et celui qui leur était confié, ou bien encore lorsqu'elles continuaient l'allaitement au delà d'une certaine durée disproportionnée avec leurs forces.

Disons, pour terminer, qu'à la campagne, les femmes, vivant de la même vie active et toute extérieure des hommes ne se tuberculisent mie.

« A la campagne, la femme est impunément mère, impunément nourrice ; voire même si impunément, qu'elle n'allaite pas seulement ses enfants mais ceux des autres. » Peter).

C'est par la continuité dans la perte des aliments à calorification que la lactation peut conduire la nourrice à la tuberculisation.

Le lait est par excellence un aliment de calorification par le beurre et le sucre qu'il contient. On sait qu'un litre de lait de vache doit contenir 50 grammes de beurre (Bouchardat, Becquerel, Littré et Robin) et trente grammes de sucre de lait. (Regnauld, Simon, Becquerel).

Le lait de la femme diffère peu, par sa composition, du lait de vache.

Aussi la mère peut-elle dire avec une légitime fierté que

l'enfant qu'elle a nourri de son lait est par deux fois la chair de sa chair et le sang de son sang.

Nous avons à dessein multiplié les citations pour pouvoir mieux conclure avec les autorités que nous avons citées :

Dans les villes, la lactation peut devenir une cause prédisposante et même une cause occasionnelle de tuberculisation chez la femme à antécédents tuberculeux, chez la femme débile, chez celle qui allaite deux enfants à la fois, même lorsque celle-ci aurait été primitivement forte et bien constituée.

Influence de la constitution

Ce n'est pas sans raison qu'on a toujours regardé la faiblesse constitutionnelle comme une cause prédisposante de tuberculisation pour l'individu.

« La phthisie pulmonaire est, en réalité, une des maladies destinées à éliminer ceux qui sont faibles, imparfaits, et et par suite inaptes à perpétuer la race humaine dans son intégrité. (H. Bennett, cité par Peter). »

Les anciens croyaient même à l'existence d'une constitution tuberculeuse. Les trois plus célèbres descriptions qui en ont été données sont celles d'Arétée, de Cullen et de Franck. La plus ancienne et la plus connue est celle d'Arétée : « Le nez est effilé ; les pommettes sont saillantes et leur coloration tranche sur la pâleur du reste de la face ; les conjonctives sont luisantes et d'un léger bleu de perle, les joues caves, les lèvres rétractées, le cou paraît oblique et gêné dans ses mouvements ; les omoplates sont ailées, les côtes deviennent saillantes, tandis que les espaces in-

tercostaux s'enfoncent, quelquefois la poitrine semble ré-
trécie, quelquefois même elle l'est réellement. » Arétée.
Œuvres.

Voici celle de Cullen, écrite au siècle dernier : « La
phthisie, produite par les tubercules affecte aussi en général les mêmes tempéraments que l'hémoptysie, c'est-
à-dire les personnes à constitution délicate, qui ont
le col long, la poitrine étroite et les épaules saillantes :
mais il arrive très fréquemment que celles qui sont sujettes aux tubercules ont le visage moins vermeil, et
que les autres marques qui constitituent le tempérament
sanguin y sont moins sensibles que chez celles qui sont
sujettes à l'hémoptysie. » (Cullen. Méd. prat. trad. Bos-
quillon. Paris 1787).

« La description de Franck, plus complète, est presque
contemporaine : « La période latente de la phthisie est an-
noncée par la constitution dite phthisique, comme une
taille élevée, une peau blanche, molle, tendre, des muscles
flasques, des extrémités surtout les supérieures, très longues, les dernières phalanges des doigts noueuses, les poils
sous les aisselles et aux parties génitales en petite quantité, la poitrine plate, étroite, sans poils ; les mamelles
peu développées, ça et là endurcies, proéminentes, dis-
tantes des côtes, en forme d'ailes ; un cou long et étroit,
un gosier proéminent, une voie aiguë, plaintive, rauque ;
un visage agréable, beau ; des joues élevées, entourées
d'une couleur rosée, les lèvres rouges, la barbe rare, les
dents blanches, transparentes, livides, souvent disposées
sans ordre, les yeux vifs, les paupières d'une couleur
perle, la pupille dilatée, le génie et les désirs vénériens
précoces (1).

____

(1) J. Franck. Patholog. méd., t. IV. Paris, 1842, p. 233.

Pour Louis et M. Bouchardat, la constitution n'influe pas sur la production de la maladie ou plutôt on ne possède pas de données suffisantes pour montrer son rôle. Louis va jusqu'à dire que chez les personnes fortes la phtisie parcourt plus rapidement son cours que chez les personnes faibles (1).

M. Bouchardat n'est pas aussi absolu, tant s'en faut Pour lui le rôle de la constitution n'a pas été démontré d'une manière assez concluante et il dit que non seulement les données exactes manquent pour traiter ces questions, mais de plus qu'il trouve des difficultés très sérieuses, inhérentes aux distinctions individuelles à établir. « Sans doute les constitutions ou les tempéraments bien tranchés pourraient être distingués facilement par des observateurs vulgaires, mais combien de nuances intermédiaires dans lesquelles les interprétations les plus diverses pourraient être acceptées. Il est donc préférable de s'abstenir, plutôt que de discuter sur des bases aussi peu assurées. » (Bouchardat). »

On a pourtant tenté de ressembler quelques faits qui pourront servir à asseoir les bases de la question à un point de vue plus rigoureusement scientifique et les recherches sont assez intéressantes pour qu'elles méritent d'être rappelées ici.

Boyd, reprenant une ancienne opinion, a essayé de démontrer, par des chiffres, que les phtisiques étaient à la fois plus grands et moins lourds que la moyenne des sujets sains. Il résulterait des recherches de Boyd que des femmes atteintes de phtisie auraient eu 1 pouce 1/4 et les hommes 4 pouces au dessus de la taille moyenne des individus de la

____

(1) Louis. Rech. sur la phthisie, p. 579.

même classe. On a rapproché de ce résultat, pour l'expliquer, les données suivantes : Hutchinson a établi, dans un mémoire sur un appareil pneumatique et d'après un très grand nombre d'observations faites sur des adultes de différentes classes, que l'expiration entière et forcée fournit pour chaque pouce anglais d'élévation en plus dans la taille, depuis 5 jusqu'à 6 pieds, 8 pouces cubes d'air ; Herbst a constaté que les adultes d'une forte stature, lorsqu'ils respirent tranquillement, inspirent et expirent 20 à 25 pouces cubes d'air, tandis que les personnes d'une petite stature n'en inspirent et n'en expirent que 16 à 18, d'où il résulte que les personnes de haute stature, faisant une plus grande consommation d'air, et ayant besoin pour hématoser leur sang d'une plus grande quantité d'oxygène, peuvent, plus souvent que les personnes petites, se trouver sous le coup de l'inanisation respiratoire, par manque ou insuffisance d'air respirable, d'où tuberculisation.

Briquet et Fournet, tout en concluant de leurs recherches que les phtisiques sont le plus souvent grands, ne repoussent pas pour cela l'idée qu'ils puissent aussi offrir un poids relativement élevé.

Lorain et Faneau de la Cour ont montré que les hommes, chez lesquels les organes génitaux n'avaient pas atteint leur complet développement, qui présentaient un bassin large et des mamelles volumineuses (féminisme), que ces individus étaient presque toujours voués à la tuberculose (2).

Il en est de même de ceux qui, mal venus, ont conservé, jusque dans l'âge adulte, une débilité, une gracilité et une

---

(1) Gazette médicale de Paris, 1844, p. 660.

(2) Faneau de la Cour. Thèse de Paris, 1870, précédée d'une lettre de Lorain.

chétivité du corps, de ceux chez lesquels il y a pour ainsi
dire une juvénilité persistante, tellement qu'un homme de
30 ans n'en paraît que 18 (infantilisme, juvénilisme). Ceux-
ci ont quelquefois encore, à l'âge de 30 ans, leurs organes
sexuels aussi petits qu'ils les avaient à 7 ou 8 ans ; ils n'ont
presque jamais de barbe, et quelquefois gardent encore des
dents de lait dans leur denture.

Ceux-ci et ceux-là, dont la mauvaise constitution se rattache, dans le plus grand nombre des cas, aux antécédents
tuberculeux de leurs parents, sont le plus souvent enlevés
de bonne heure par la phtisie.

Avant de parler de la déformation du thorax comme une
des causes prédisposantes de la phtisie, disons, en passant, un mot des doigts hippocratiques.

A dire le vrai, le développement fusiforme des doigts
n'est, et ne saurait être une cause de la maladie ; c'est un
symptôme, une manifestation, un signe qui, dans certains
cas, peut annoncer que son porteur est sous le coup d'une
tuberculisation future. Pigeaux, qui a écrit un mémoire
sur cette question, s'exprime ainsi sur le compte de ce phénomène : « Il devance quelquefois de plusieurs mois, quelquefois même de plusieurs années, les signes physiques
qui indiquent la présence des tubercules dans le poumon.
Dans l'état actuel des connaissances je crois que, surtout
pour une femme, il est moins grave d'avoir eu une à deux
hémoptysies, même de plusieurs onces, que de présenter
le développement fusiforme de l'extrémité des doigts. Environ les 6/10 des individus qui meurent phthisiques le
présentent. Presque la moitié en était atteinte avant
l'existence constatée des tubercules (3).

(3) Pigeaux. Recherches sur le développement fusiforme des doigts.
Arch. génér. de méd., t. XXXIX, 1832, Paris.

On considère généralement les déformations du thorax comme une cause prédisposante de la phtisie. Pour Hirtz, la circonférence du sommet de la poitrine, au lieu de l'emporter sur celle de la base, comme cela se voit chez les individus sains, serait constamment plus étroite chez les phtisiques, quelquefois même avant le début de la maladie. Steinbrenner fait remarquer que ce sont surtout les individus à omoplates et à côtes saillantes qui seraient les plus prédisposés. Friend mentionne, comme cause de tuberculisation du poumon, la brièveté anormale des trois premiers cartilages costaux ou l'ossification du premier.

Pour Brehmer, un thorax long et large, avec un cœur petit et mou, produit une nutrition imparfaite du poumon, et, par ainsi, peut devenir une cause prédisposante de tuberculisation pulmonaire.

Hirtz, le premier, a cherché à déterminer d'une manière exacte, à l'aide de la mensuration, la forme du thorax avant et pendant le cours de la tuberculose pulmonaire; il est arrivé à constater la diminution progressive du périmètre supérieur de la cage thoracique, comparativement à la mesure circonférentielle de la base.

Les observations et les mensurations de H. Gintrac, de Bordeaux, viennent confirmer les recherches de Hirtz C'est Gintrac qui a enseigné que, chez l'homme bien conformé et à bonne poitrine, il devait exister un espace de 20 centimètres entre les deux mamelons, et que, dès les premiers mois de la phtisie, on constatait déjà un rétrécissement de 1 à 3 centimètres de l'espace inter-mamelonnaire.

Il nous est permis de conclure de tout ce que nous venons de voir, du moins en théorie, et d'une manière générale, que la constitution de l'individu peut jouer un rôle dans la pathopoëse pulmonaire. Seulement, ajouterons-nous avec réserve, pour admis qu'il puisse et doive être, le rôle de l'influence constitutionnelle n'est pas encore nettement déterminé.

Tempérament. — En temps qu'il faille considérer le tempérament dans son sens propre, c'est-à-dire comme l'expression de la prédominance d'un système sur le reste de l'économie, nous pouvons dire que, d'après les recherches de Louis, de Papavoine, de Benoiston de Châteauneuf, il est probable que le tempérament lymphatique forme une prédisposition plus marquée au développement de la phtisie pulmonaire.

C'est là aussi l'opinion du professeur Peter, lequel dit que l'individu à tempérament lymphatique se tuberculise plus facilement que l'individu à tempérament sanguin.

Influence de l'hérédité.

L'hérédité de la tuberculose existe t-elle?

L'hérédité est-elle transmise par les ascendants à leurs descendants sous forme de diathèse, c'est-à-dire presque à l'état de maladie confirmée, ou seulement sous forme de simple prédisposition ?

Le traitement prophylactique peut-il enrayer, sinon faire disparaître la prédisposition ?

Telles sont les propositions qui viennent d'elles-mêmes s'imposer à l'esprit de celui qui veut traiter de cette tant épineuse et tant discutée question de l'hérédité dans la tuberculose pulmonaire.

Les deux premières propositions seront traitées dans ce chapitre ; quant à la troisième, encore qu'elle ne sera longuement étudiée que dans la partie de notre travail consacrée à la prophylaxie, nous anticipons pour y répondre par l'affirmative.

A. *L'hérédité de la tuberculose existe-t-elle?* — Les opinions les plus contradictoires et les plus opposées ont, pendant longtemps, divisé les savants à ce sujet.

Les auteurs anciens, jusqu'à ceux du commencement de ce siècle, croyaient tous ou presque tous à l'hérédité de la tuberculose.

Hippocrate, Sylvius, Fracastor, Etmuller, Van Helmont, sont unanimes sur ce rapport (Damaschino).

Il faut arriver à ce siècle pour trouver des contradicteurs à cette opinion admise jusqu'alors par la majorité des médecins.

Ainsi, pour Sangalli, de Pavie, pas plus que pour Niemeyer, l'hérédité n'est un fait démontré. Pour admettre ce fait il aurait fallu, selon eux, avoir constaté les signes de la phtisie pulmonaire chez les géniteurs au moment de la conception du produit.

Walsh, se fondant sur une statistique relevée par lui au Consomption's Hospital, conclut par cette affirmative un peu tranchante : Rare est la phtisie héréditaire.

Comme l'ont fait remarquer à juste raison M. Bouchardat, MM. Hérard et Cornil, les renseignements que l'on obtient des malades dans les hôpitaux sont loin de pouvoir offrir des garanties d'authenticité, de sorte que l'on ose trop avancer que les parents de ces malades sont morts tuberculeux. Quelle confiance ajouter, en effet, comme l'a dit Villemin, à cette déclaration d'un malade : « Je crois que mon père est mort de la poitrine ? »

Les médecins, qui n'ont fait de la statistique que dans

les hôpitaux, n'ont pas envisagé la question sous toutes ses faces ; car l'on doit autant se préoccuper de ce que l'on observe dans les hôpitaux, que de ce qui se passe dans les familles. Et l'on doit plutôt en croire ceux qui, comme M. Peter, ont vu ce qui se passait dans les hôpitaux, en même temps qu'ils observaient ce qui a lieu dans les familles, et à qui la pratique des villes, les communications avec ces familles, permettent d'affirmer hautement et absolument la fréquence excessive de la transmission de la tuberculose par hérédité.

Laënnec, tout en reconnaissant les nombreux cas d'innocuité de la phtisie, croyait aussi à l'hérédité.

Chomel recherchait l'hérédité non seulement chez les géniteurs, mais encore chez les enfants de ses malades.

Monneret, aussi bien dans sa Pathologie médicale que dans son Compendium, ne soutient pas seulement la réalité de la transmission héréditaire, mais encore la croit très fréquente.

Tissot rapporte qu'appelé dans une famille pour y soigner un enfant phtisique, fils d'un phtisique, il put y constater la mort de 14 frères et sœurs qui succombèrent de la même façon, vers l'âge de 14 à 18 ans.

Franck ajoute à ce fait celui d'une femme atteinte de phtisie, dont les 7 fils avaient tous hérité de la maladie de leur mère.

Lombard cite un exemple identique : « Certes, fait spirituellement remarquer M. Damaschino, qui rappelle ces derniers faits, il est heureux que les cas d'une démonstration si rigoureuse ne soient pas aussi fréquents que le désireraient les sceptiques » (1).

____

(1) Damaschino, p. 32.

Les médecins qui exercent dans les petites localités où tout le monde se connaît et où l'on peut acquérir des renseignements certains sur les antécédents des malades peuvent, mieux encore que ceux des grandes villes, dire jusqu'à quel point la phtisie est héréditaire.

On a même remarqué que non seulement la maladie tendait à passer des géniteurs à leurs enfants mais encore qu'elle tendait à se généraliser dans une famille dont un seul des membres avait été atteint.

C'est aussi dans les petites localités, et dans les campagnes avoisinantes des grandes villes qu'il a été permis d'observer le fait suivant : à savoir, que les enfants des grandes villes nés de parents phtisiques et mis en nourrice à la campagne meurent souvent de phtisie pulmonaire tandis que les fils de paysans, avec lesquels on les élève dans la plus complète similitude de soins hygiéniques, ne sont que très exceptionnellement atteints de cette affection,

Certains auteurs, entre autres Vogel et Révillod, sont tentés d'admettre l'hérédité comme seule et unique cause de cette maladie. On hérite de la phtisie, selon Vogel, comme on hérite des traits de ses parents, mais de même que la ressemblance des formes extérieures comporte des variétés d'un enfant à l'autre, de même la tuberculose revêt souvent des allures différentes qui ont fait prendre le change aux observateurs.

M. Révillod, encore plus absolu que Vogel, et même trop absolu, a été jusqu'à nier la phtisie acquise (1).

Pour M. Peter, l'hérédité est une des causes les plus considérables de la tuberculisation et souvent l'hérédité est méconnue chez un malade parce que la manifestation

---

(1) Revillod. De la phthisie. Thèse de Paris, 1865, p. 19.

tuberculeuse a été tardive ou bénigne chez les engendreurs. Cette grande fréquence de l'influence héréditaire ne l'empêche pas de s'éteindre.

Nous admettons avec le savant professeur deux sortes d'hérédité. L'*hérédité* à facteurs divergents, l'*hérédité* à facteurs convergents. Dans l'hérédité a facteurs divergents l'un des parents est sain, sauf de tout antécédent tuberculeux, l'autre est de souche tuberculeuse ou s'est tuberculisé lui-même ; l'influence neutralisante du facteur le plus fort pourra, sinon détruire, du moins enrayer la prédisposition qui aurait été créée si les deux facteurs offraient les mêmes aptitudes pathologiques ; l'hérédité dans ce cas est dite uniparentale, « et elle peut être modifiée, corrigée, annihilée par le second géniteur. »

Dans l'hérédité à facteurs convergents, hérédité biparentale, les deux géniteurs, concourent pour ainsi dire à rendre leur produit prédisposé à la tuberculose de par le fait de leur propre prédisposition à la même maladie.

Dans le premier cas, la tuberculose attendra jusqu'à la puberté ou même ne fera sentir ses premières manifestations que vers la vingtième année : dans le second cas, dès l'enfance, « dès la dentition première, la tuberculose se manifestera chez lui, et ce sera le plus souvent une véritable explosion ; il y aura des tubercules un peu partout, dans les méninges comme dans les poumons, sur la plèvre comme sur le péritoine. Et presque toujours dans ces cas l'enfant sera phtisique.

Ainsi, influence *neutralisante* d'un facteur sur l'autre, ou *conspirante* d'un facteur par rapport à l'autre : telle est la double loi de l'hérédité par rapport aux facteurs »

(1) Peter, 1868 et 1879

Lorsqu'on songe aux phénomènes d'hérédité physiologique qu'on n'a jamais niés ; lorsqu'on pense qu'on a toujours admis la puissance de l'action héréditaire dans la production des maladies nerveuses et mentales ; lorsqu'on considère que l'hérédité goutteuse fut de tout temps acceptée, l'esprit s'arrête, surpris, étonné même que l'on ait pu nier l'hérédité de la tuberculose, lorsque, seulement par hypothèse, seulement comme vue de l'esprit, seulement par le raisonnement il était permis d'admettre la transmission d'une maladie diathésique qui attaque l'organisme dans ce qu'il a de plus intime et de plus essentiel.

Nous voyons tous les jours, et cela d'une manière évidente, renaître, à nos yeux, dans le fils les manières, le caractère, les aptitudes, la force d'imagination et de conception, la finesse, la mièvrerie ou la subtilité intellectuelles qui avaient été l'apanage de l'engendreur.

Eh quoi ! le père pourrait transmettre à l'enfant les caractères physiques qui l'ont distingué, il pourrait lui laisser ses facultés morales et intellectuelles, et il ne pourrait pas lui léguer aussi ses aptitudes à contracter telle ou telle maladie. ?

Quelle force, quelle puissance magiques et mystérieuses sont donc récelées en cette goutte de semence qui donne la vie, en même temps que les qualités, les vertus et les maladies ancestrales ?

L'hérédité est chose vraie.

Ce n'est pas à dire pourtant, répétons-nous, que l'enfant né de deux parents dont l'un est tuberculeux, ne puisse, de par sa propre réaction organique, échapper à la phtisie.

Il peut y échapper ; consolante espérance ! et voici comme quoi : « Soit un père tuberculeux mais une mère très robuste. Déjà l'influence paternelle est corrigée. Soit, de plus, une nourrice exceptionnellement vigoureuse. Par le fait d'une puissante alimentation, l'enfant réagit contre ce qui était en lui, d'influence paternelle, et la santé est l'indice de cette réaction. Sevré, il vit au milieu des champs ; sa nourriture est plantureuse ; il devient un robuste adolescent. Homme fait, il reste placé dans les conditions les plus hygiéniques, une direction savante a dévoloppé harmonieusement en lui les aptitudes du corps et de l'intelligence ; la santé persiste ; le produit continue à lutter victorieusement contre l'influence d'un de ses facteurs, la diathèse est tenue en échec ; l'hérédité est presque vaincue. Et ainsi peuvent aller les choses pendant de nombreuses années encore.

Voilà ce que peuvent le produit en raison de sa vitalité propre, et le milieu en vertu de ses influences.

C'est ainsi que l'on doit comprendre l'hérédité. C'est parce qu'il peut y avoir divergence des facteurs, c'est parce que le produit réagit sur lui-même, que les diathèses peuvent s'éteindre et l'hérédité dans le mal disparaître. Autrement on ne comprendrait pas comment la race humaine existe encore. Or, bien loin de diminuer, elle s'accroît d'année en année » (1).

S'il nous était permis d'ajouter quelque chose après ces paroles du maître, aussi élégamment exprimées que bien pensées, nous dirions que, pour nous, c'est en vertu d'une sélection pathologique, analogue à la loi de sélection naturelle, si bien étudiée et exposée par M. Darwin, que l'enfant échappe à l'influence nocive dont il avait hérité de ses parents. Chez lui la maladie meurt.

---

(1) Peter. Thèse d'agrégation. Paris, 1866, p. 77, et Peter, Leçons cliniq., 1879, p. 156.

Si l'homme chez lequel s'est opérée cette sélection pathologique — s'il nous est permis d'ainsi dire — épouse une
femme, laquelle, placée dans les mêmes conditions hygiéniques que lui, a su échapper aux mêmes prédispositions
pathologiques que lui, sa race — ici nous émettons une
hypothèse un peu hardie mais que nous croyons vérifiable,
— sa race, sa descendance plutôt, au lieu de s'affaiblir ira
se perfectionnant.

Les produits, qui naîtront de cette alliance, seront encore
plus beaux, plus forts et mieux doués que ne l'étaient
leurs parents, s'il est prodigué à leur éducation, les
mêmes soins qui avaient été donnés à leurs procréateurs.

En somme l'hérédité n'est pas une fatalité. Pas plus en
pathologie qu'en pschycologie. Nous ne partageons pas sur
ce point l'opinion de M. Caro.

Le brillant professeur de Philosophie de la Sorbonne enseigne dans ses cours que l'hérédité psychologique peut
être vaincue par une morale bien entendue, et pourtant, il
n'a pas admis quel'hérédité pathologique pût être conjurée, enrayée à l'aide d'une excellente hygiène physique.

Il arrive quelquefois que l'hérédité peut exister à l'état
latent dans une famille, que même la prédisposition y paraît éteinte, que une ou deux générations sont épargnées, mais plus souvent il arrive que, sur le tard, la *diathèse* se réveille avec une nouvelle ardeur, exerçant surtout
ses ravages sur les derniers-nés de la famille tandis que
les premiers-nés échappent à son atteinte.

C'est précisément cette préservation de plusieurs générations qui fait méconnaître la réalité de l'influence héréditaire. (Hérard et Cornil.)

La prédisposition héréditaire augmente avec le nombre
des générations atteintes ; (Gendrin, Nathalis Guillot,

Fonssagrives) par contre l'influence héréditaire est d'autant moins à craindre que l'apparition de la phtisie dans la famille est récente. (Monneret et Fleury.)

Cette gravité croissant en quelque sorte avec l'âge de la maladie explique la rapidité de la tuberculose chez les membres les plus jeunes de la famille.

Certains médecins ont cru voir dans l'identité du sexe de l'enfant et de l'ascendant une cause prédisposante (Fuller). D'autres, admettant l'opposé, disent que l'influence héréditaire est croisée, c'est-à-dire qu'elle passe de la mère au fils, du père à la fille. (Roche.) On a raisonné ici par analogie plutôt que l'on a observé, et ces assertions ne sont rien moins que prouvées.

Enfin, affirment Chomel et Gendrin, les enfants meurent souvent avant leurs parents, ceux-ci étant phtisiques en réalité ou en puissance. Le fait paraissait même assez fréquent. Chomel.

Les chiffres que l'on pourrait citer pour démontrer l'hérédité de la tuberculose ne sont pas d'une exactitude rigoureuse mais, pour approximatifs qu'ils sont, fournis par les plus grands maîtres, ils jouissent d'une autorité dont on doit tenir compte.

On pourrait même avancer, après les avoir lus, que la vérité est dans la moyenne de ces chiffres.

Voilà pourquoi nous allons citer le plus d'opinions et le plus de chiffres que nous pourrons pour démontrer, autant que possible, sinon par l'exactitude des faits, du moins par leur valeur numérique, le rôle grand de l'hérédité.

Les statistiques d'ailleurs, depuis les simples affirmations ne reposant sur aucun travail précis jusqu'aux tableaux dressés pendant un grand nombre d'années par les médecins les plus consciencieux, se complètent

les unes les autres. Une statistique vraiment scientifique tenant compte de tous les éléments de la question est
encore à faire. Quoiqu'il en soit, Louis, le fondateur de
l'Ecole numérique, disait : « La dixième partie des sujets
que j'ai observés étaient issus de parents, père et mère,
qui, suivant toutes les apparences, avaient succombé à la
phthisie. »

Pour Barthez et Rillet, l'hérédité aurait été constatée dans
un septième des cas ; pour Lebert, une fois sur six cas.
Wunderlich et Niemeyer admettent l'hérédité dans un cinquième des cas. Piorry, Ancel, Pidoux croient que le
quart des malades qui succombent à la tuberculose en ont
hérité de leurs géniteurs.

La proportion, de plus en plus élevée, est de plus du tiers
pour MM. Hérard et Cornil. (38 pour 100) ; pour Briquet
elle est de 36 sur 90.

D'après les relevés de Mill et de Cotton l'influence héréditaire est affirmée dans la moitié des cas. (Damaschino).

Portal croyait que les 3/4 des malades étaient phtisiques par hérédité. Homann, qui a étudié la phtisie en
Norwège, signale l'hérédité 7 fois sur 10 cas.

Enfin Rufz qui l'a étudiée à la Martinique la trouve dans
les 5/6 des cas : autant dire toujours.

Pour étudier l'hérédité, Rufz a recherché à quel genre
de mort avaient succombé les parents de phtisiques dont
il connaissait les familles et il a obtenu les renseignements
suivants :

3 fois les pères des malades étaient phtisiques.

5 fois les mères.

2 fois les oncles et tantes.

11 fois les frères et sœurs, souvent plusieurs de la même
famille.

3 fois les cousins et cousines.

Et Rufz conclut que l'hérédité de la phtisie serait encore moins une hérédité transmissible de père en fils qu'une sorte de vice congénital particulier aux enfants sortis d'un même sang. (1).

A peu près aux mêmes conclusions que Rufz, s'arrêtent Smith et Fuller, chacun dans un mémoire très riche en détails et publiés tous deux en Angleterre, l'un en 1862 et l'autre en 1867.

Dans celui de Smith (1862) l'auteur montre le rôle de l'hérédité collatérale. Sa statistique porte sur 1,000 cas de phtisie.

18 pour 100 des parents avaient été valétudinaires avant la naissance de leur enfant ;

34 pour 100 avaient été presque constamment malades ;

Enfin, 21 pour 100 (le cinquième) étaient morts phtisiques.

La statistique de Fuller a aussi et surtout tenu compte de l'hérédité collatérale : L'hérédité directe, biparentale ou uniparentale, se rencontre dans un quart des cas de Fuller (25 pour 100).

Elle augmente de 17 pour 100, et est alors de 42 pour 10 si l'on y ajoute la transmission héréditaire des grands parents.

Si on ajoute à ce dernier chiffre celui des oncles et tantes qui ont succombé à la tuberculose, lequel est de 18 pour 100, on arrive à un total de 57 pour 100.

Il nous est permis de conclure, après le long exposé que nous avons fait de la question :

1° Qu'il n'existe pas en pathologie de proposition mieux démontrée et établie que celle de l'hérédité de la tubercu-

---

(1) Bulletin de l'Acad. de méd., 1841, p. 624.

losé pulmonaire. (Hérard et Cornil, Damaschino, Bouchardat, Peter.)

2° Que cette désastreuse influence s'accroît avec le nombre des générations frappées.

3° Que, dans une famille, plusieurs individus peuvent être épargnés, et même plusieurs générations peuvent être préservées de ses atteintes.

4° Que, dans une famille, l'hérédité collatérale joue un rôle presque aussi grand que l'hérédité parentale directe. (Rufz, Fuller, Smith.)

B. — L'hérédité de la tuberculose est-elle transmise par les ascendants sous forme de *diathèse*, c'est-à-dire presqu'à l'état de maladie confirmée, ou seulement sous forme de *prédisposition* à la maladie ?

Il nous faut d'abord établir, — cela avec les princes de la langue, — la distinction qui doit exister entre ces deux mots que plusieurs croient équivalents : ils ne sont que synonymes.

« LA DIATHÈSE est la disposition générale en vertu de laquelle un individu est atteint de plusieurs affectionslocales de même nature (1).

— « L'étude anatomique des principes immédiats des tissus et des humeurs, montre que ce qu'on désigne par le mot *diathèse* est une disposition intime nouvelle des tissus et des humeurs, se manifestant par des troubles nutritifs, amenant la production de tel ou tel ordre de produits morbides. » (Littré et Robin, Dictionnaire des sciences médicales.)

---

(1) Littré. Diction. de la Langue franç., 1878, et Littré et Robin, Dictionn. des sciences médicales, 1878.

— « D'autres ont défini *la diathèse : un état morbide du sang manifesté par des localisations morbides dans une humeur ou un tissu particulier.* (Hiffelsheim, cité par Littré et Robin.)

— « J'entends par diathèse, non pas ridiculement un état de raison qui s'emparerait de l'organisme à la façon d'un ennemi, mais une sorte de *tempérament pathologique,* c'est-à-dire une faiblesse native générale de l'organisme, d'où résulte une moindre résistance à l'usure de la vie dans les tissus les moins organisés, qui mettent un long temps à s'altérer chez les bien portants, et un temps plus court chez les mal bâtis, ou diathésiques à un plus haut degré. (Peter, Clinique, tome I, page 303.)

« La prédisposition est un effet patent ou occulte qui, sous l'influence des causes prédisposantes, se produit dans l'économie avec plus ou moins de constance, en un temps plus ou moins long, et à des degrés divers d'intensité, selon les individus. » (Littré et Robin, Dictionnaire des sciences médicales.)

« La prédisposition est la disposition de l'individu à contracter certaine maladie. » (Littré. Dictionnaire de la langue française.)

Voici maintenant la synonymie établie par Maurice Raynauld :

« Diathèse n'est que la traduction grecque du mot « *disposition* » (Διάθεσις). Il est clair que la prédisposition et la disposition ne sauraient être identiques. La première est toute passive, c'est une simple réceptivité, tout au plus une aptitude latente ; la seconde a, au contraire, un caractère d'activité bien positif, une puissance de production et de direction ; c'est une tendance parfaitement déterminée vers un ordre de maux spécial. Or, qu'est-ce que cette disposition toute spontanée, sinon la maladie elle-même, et une maladie très réelle. » (Raynauld, Dictionnaire de médecine et de chirurgie pratiques, 1869, tome XI, art. *Diathèse*, page 419.)

Nous allons maintenant essayer de montrer que les enfants héritent, non pas de la diathèse, mais de la prédisposition.

Virchow, tout en niant l'hérédité de la tuberculose, reconnaît l'existence de la prédisposition.

Ulhe et Wagner, auteurs allemands d'un livre de Pathologie générale, sont de son avis (Damaschino).

M. Bouchardat pense, avec Clarke, que la phtisie n'est héréditaire qu'en ce sens, que les parents transmettent à l'enfant une conformation, une organisation qui le rend plus disposé qu'un autre à être atteint de phtisie; les parents, en un mot, ne transmettent pas à leurs enfants la lésion anatomique qui constitue la maladie; mais ils leur transmettent simplement la disposition, l'aptitude à contracter cette maladie. « On n'hérite pas de la diathèse, mais on hérite des dispositions, des goûts, des habitudes, des imminences morbides, qui conduisent les parents à la phthisie » (Bouchardat, page 86).

L'opinion de M. Villemin n'est pas autre ; mais elle est, à notre sens, plus restrictive encore que celle de l'éminent professeur d'hygiène.

Dans son livre sur la tuberculose, publié en 1868, M. Villemin a écrit cette belle page que nous demandons la permission de transcrire tout entière. On ne perd rien à citer les bons auteurs ; au contraire, nous estimons qu'on a tout à gagner dans l'esprit du lecteur en se présentant à lui en bonne compagnie. En science médicale, comme ailleurs, on peut répéter le proverbe, trivial par la forme, mais qui ne perd rien pour cela de sa haute portée philosophique : « Dis-moi qui tu hantes, je te dirai qui tu es. »

Mais Villemin : « Que faut-il entendre par transmission héréditaire ? Les enfants héritent-ils de la maladie elle-même, ou bien seulement de l'aptitude à la contracter ? Comme il n'y a pas de maladie sans cause, que tout phénomène pathologique présuppose un agent de détermination, il faut, de toute nécessité, pour hériter d'une maladie, que les enfants reçoivent, en même temps que la vie, une sorte de germe destiné à jouer le rôle d'agent provocateur dans l'éclosion, dite spontanée de l'affection ; c'est ce qui a lieu pour la syphilis. L'enfant né de parents syphilitiques est imprégné par le virus, il naît syphilitique et ne le devient pas ; il apporte en venant au monde la maladie dans son essence : la cause ; il est aussi bien syphilitique le premier jour de sa naissance que cinq ans après.

« Pour qu'un enfant ait la syphilis, il ne suffit pas que ses géniteurs soient vérolés avant sa naissance, mais il faut qu'ils le soient l'un ou l'autre au moment même de la conception.

En est-il de même de la tuberculose ? Nullement.

Les enfants accusés de tuberculisation héréditaire ne sont pas tuberculeux en venant au monde (la phthisie congénitale est une exception plus que rare) ; ils deviennent tuberculeux à 5 ans, à 15 ans, à 30 ans, à 40 ans, à 60 ans même et au delà. C'est, dans bien des cas, après que les individus ont joui d'une robuste santé pendant de longues années, que la maladie éclate plus ou moins subitement. S'ils ont hérité de la maladie dans sa cause, qu'est donc devenue cette dernière pendant tout ce temps ? Dans quel recoin de l'organisme, en mutations perpétuelles, cette cause est-elle restée confinée ? S'il y a quelque chose d'héréditaire dans la tuberculose, ce ne peut donc être que l'aptitude plus ou moins prononcée à la contracter. La prédisposition, quelque accentuée qu'elle soit, n'engendre pas d'elle-même l'affection ; il faudra toujours quand même l'intervention d'un élément essentiel et absolument indispensable : un agent de détermination (1).

Cet agent de détermination sera soit une grande insuffisance d'alimentation, soit une trop grande diminution de la force de résistance organique à la suite d'excès multiples et divers, soit des maladies chroniques antérieures; toutes causes de débilitation conduisant à la misère physiologique, et, par ainsi, fatalement à la tuberculisation pulmonaire.

« La plupart des médecins, dit ailleurs Villemin, ont vu la transmission de la maladie elle-même dans son essence, et se sont endormis dans la foi d'un mystère impénétrable. D'autres, ne considérant l'hérédité que comme une prédisposition, lui ont cependant accordé une telle importance, qu'ils l'ont cru capable de donner lieu aux manifestations de la maladie, sous l'influence des déterminations les plus insignifiantes et les plus banales. »

In medio stat virtus. — Il ne faut être ni trop optimiste, ni trop pessimiste. Mais comme le juste milieu dans les choses immatérielles est un idéal, et par conséquent, sinon impossible, du moins très difficile à trouver, il vaut mieux pécher par excès de prudence que par l'excès contraire, et entourer le fils du tuberculeux de telles précautions hygiéniques, que l'on puisse arriver à transformer, pour ainsi dire, son tempérament et son individu.

Nous concluons, avec M. le professeur Peter, qu'on ne nait pas tuberculeux, mais seulement tuberculisable, et

---

(1) Villemin. De la tuberculose. Paris, 1868.

que les influences de milieu, un entrainement hygiénique sévère et bien entendu, peuvent empêcher l'éclosion de cette tuberculisation future.

Il ne faudra donc pas que le fils d'un tuberculeux « soit élevé dans du coton » ; il faut que des exercices violents, une alimentation succulente, une vie au grand air, et une continence absolue jusqu'à l'âge de 21 ans, transforment son organisme tout entier, ét fassent de lui un jeune homme solide, trempé et gaillard.

S'il est né scrofuleux ou même lymphatique, il faut que soit changé son tempérament, et qu'on fasse de lui un sanguin.

La gymnastique, combinée avec les douches administrées le corps en sueur, sera un excellent moyen pour aider à ce résultat.

Débilité des parents. — La débilité des parents, au moment de la conception de l'enfant, est une cause probable de débilité pour ce dernier. Cela tombe sous les sens. Aussi, dès la plus haute antiquité, nous voyons les législateurs occupés à interdire les mariages entre conjoints d'âges disproportionnés.

A Sparte, par une loi, Lycurgue supprimait la dot des filles, et empêchait ainsi les mariages vénaux, ces espèces de marchés qui rapetissent les hommes qui les concluent autant que les parents qui les permettent; d'un autre côté, par une autre loi, une pénalité était attachée à l'abstention volontaire du mariage. Il fallait donc que le Spartiate se mariât, le législateur ne voulant pas qu'il y eut dans la cité des célibataires adultes. Pour prévenir des unions trop précoces, le législateur avait ordonné que le mariage n'eut lieu que lorsque les conjoints avaient déjà atteint l'âge du développement complet des forces physiques. Vieux et veuf, le citoyen de Sparte ne pouvait plus convoler en nouvelles noces, le législateur ne voulant pas que la nation fût surchargée de fils de vieillards ou de fils de trop jeunes hommes, les uns comme les autres étant peu faits pour résister à la vie dure, et procréer à leur tour une géniture vigoureuse.

Si l'exposition des enfants mal bâtis sur le mont Taygète était chose inhumaine, et digne de ces temps où la force physique était tout, on ne peut pas adresser le même reproche aux lois de Lycurgue sur le mariage.

Plus tard, à Rome, la loi Pappia Poppea, qui fut abolie par Claude, interdisait le mariage aux sexagénaires.

Chez le vieillard, l'homme s'en va, descendant vers le néant; il a à peine assez de force pour se suffire à son existence zoologique, et l'être, issu de ses reins, manque de vitalité. Cet être, produit de la sénilité, sera faible, mal venu, cacochyme. Il a besoin de plus de soins que le fils de l'homme adulte, et, à la moindre infraction aux préceptes de l'hygiène, il lui en cuira dix fois plus qu'au fils de ce dernier. La phtisie est une maladie qui finit, a dit Pidoux. La vieillesse est déjà une maladie, a dit un ancien.

Les adultes affaiblis par les excès, — les vieillards de 30 ans, — procréent aussi des enfants dont la vitalité n'est guère supérieure à celle des enfants de vieillards.

Vieillards qui veulent procréer encore, jeunes gens qui veulent procréer déjà, adultes débiles et adultes affaiblis par les excès, deviennent souvent les pourvoyeurs inconscients de la tuberculose, en engendrant, et en laissant après eux toute une génération de cacochymes pour mourir leur nom.

Mariages consanguins. — Les mariages entre lymphatiques, surtout lorsque les conjoints appartiennent à la même famille, sont regardés comme pouvant donner lieu à une prédisposition congénitale à la tuberculose pulmonaire.

Les unions consanguines ont été vivement critiquées par M. Fonssagrives qui leur assigne un grand rôle dans le cadre étiologique de cette maladie. Nous lisons dans Fonssagrives que chez les anciens les unions consanguines étaient prohibées. A Rome, la loi Nerva, entre autres, défendait le mariage entre oncles et nièces.

De nos jours, en Amérique, dans plusieurs Etats de l'Union étoilée, dans le Kentucky entre autres, la loi condamne à de très fortes amendes ceux qui convolent en mariage avec leurs consanguins en trompant la surveillance très sévère qui ne permet pas ces unions. (Boudin, Fonssagrives).

Il y a quelque vingt ans la question des mariages consanguins fut très vivement discutée en France et passionna pendant un certain temps, les plumes les plus vigoureuses.

Les uns comme Boudin (1), Chippault (2), Devay (3), s'élevèrent contre les mariages consanguins ; les autres, tels que MM. Dally (4), Périer (5), soutinrent que les mariages entre consanguins non diathésiques étaient parfaitement innocents. M. Falret, dans trois articles publiés dans les Archives générales de Médecine de 1865, après avoir passé en revue les diverses opinions émises, s'abstint de se pro

---

(1) Boudin. De la nécessité des croisements. Ann. d'hygiène, 1862, p. 5.

(2) Chippault. Thèse de Paris, 1863.

(3) Devay. Du danger des mariages consanguins, 1862.

(4) Dally. Recherches sur les mariages consanguins et sur les races pures. Paris, 1864.

(5) Périer. Bulletin de la Société d'anthropologie, t. I.

noncer ouvertement, mais pencha en faveur de l'opinion soutenue par Boudin et Devay.

Pour M. Fonssagrives, le rôle de la consanguinité se fait sentir de la façon suivante : les parents mettent au monde des enfants lymphatiques ou scrofuleux, lesquels plus tard deviennent tuberculeux.

M. Peter est de l'opinion de M. Fonssagrives et il cite dans ses leçons cliniques trois cas qu'il a vus, dont un où l'influence consanguine a été incontestable.

C'est donc plutôt une influence indirecte qui agit dans ces cas, ainsi que la chose s'observe dans les hautes familles nobiliaires d'Europe, et surtout dans les vieilles familles d'Espagne, lesquelles persistent depuis plusieurs siècles à ne s'allier qu'entre elles, refusant ainsi obstinément de s'infuser du sang nouveau. (Fonssagrives).

Quoiqu'appartenant pourtant à une famille humaine où le mariage consanguin est la règle, les Israélites ne se tuberculisent guère. Cela est dû à l'exceptionnelle vitalité de la race juive, à son exceptionnelle vigueur intellectuelle et physique à son adaptation facile à tous les climats et surtout à la vie active qu'elle mène partout.

En parlant du rôle de la consanguinité dans la tuberculose, M. Damaschino a écrit ces lignes : « Smith, dans sa statistique n'a trouvé que six cas sur 1,000 ou la consanguinité existât, mais le Dr Hawkins fait remarquer que ce chiffre lui semble bien au-dessous de la vérité, et que cette influence doit jouer un rôle beaucoup plus considérable ; en définitive les documents sérieux et chiffrés sur cette question nous paraissent encore trop peu nombreux pour nous permettre de nous prononcer. » (Damaschino, page 46).

Tout en imitant la réserve de M. le professeur Damaschino, il nous semble que l'on pourrait un peu préjuger de la question en la tranchant dans le sens défavorable aux mariages consanguins.

Croisssez et multipliez ! est-il dans la Bible au livre de la Genèse (1). Croisez-vous et sélectez-vous ! dit Darwin.

Le mariage consanguin sent trop son moyen-âge ; il est grand temps que l'hygiène moderne lui fasse son procès et le relègue pour toujours dans le tas des vieux préjugés.

Nous ne pousserons pas au loin la chose jusqu'à dire qu'il faille prsocrire le mariage entre gens de même nom — comme cela se pratique en Chine — mais nous nous prononçons contre l'union consanguine et la déconseillons de même que nous déconseillons les mariages entre lymphatiques et entre scrofuleux.

En résumé, nous avons vu que l'âge trop avancé des époux ou de l'un d'eux, une grande disproportion d'âge entre les deux époux, le mariage entre consanguins, le mariage entre lymphatiques, constituaient des causes prédisposantes à la phtisie pulmonaire.

Les enfants qui naissent de tous ces parents semi-impuissants ou de mauvais tempérament ne sont pas ou sont peu aptes à supporter la grande lutte pour la vie dont parle Darwin.

La sélection, l'impitoyable sélection, qu'elle soit naturelle ou sociale, n'épargne pas ces pauvres êtres souffreteux et rabougris que la Mort a marqués dès le berceau.

---

(1) Genèse. Chap. 9, versets 1 et 7. Vers : Osterwald. Strasbourg, 1863.

CHAPITRE III

Causes pathologiques.

Les causes pathologiques peuvent se diviser en : causes ou influences diathésiques — influence des maladies chroniques et aiguës — influences des maladies du poumon.

Pour ne pas trop allonger notre travail nous n'étudierons pas les soi disant causes d'immunité, pas plus que les maladies soi-disant antagonistes de la tuberculose.

D'ailleurs ce serait sortir de notre sujet, déjà si vaste, que de vouloir considérer et étudier autre chose que les causes de la phtisie pulmonaire.

Qui trop embrasse mal étreint.

Influence des diathèses

Si l'on ne peut d'une façon affirmative, absolue et rigoureusement scientifique, se prononcer sur le rôle exercé par le mariage consanguin dans la prédisposition à la tuberculose, il est possible, du moins, de montrer, d'une manière plus tangible et plus irréfutable le rôle joué par les affections chroniques, lesquelles, par dégénérescence pathologique, peuvent indirectement donner lieu à la phtisie pulmonaire.

La phtisie, maladie d'un type très dégradé, ne saurait dégénérer davantage, mais elle peut être engendrée par plusieurs maladies constitutionnelles telles que : la scrofule, la syphilis, le rhumatisme, la goutte, etc.

Dans ces derniers temps, M. Pidoux et M. Peter ont jeté une vive lumière sur cette forme d'hérédité.

« Très souvent, écrit Pidoux, l'arthritisme, l'herpétisme la scrofule, la syphilis elle-même aboutissent par hérédité à la phtisie. Je suis même en mesure de prouver que la phtisie descend moins souvent de la phtisie que de beaucoup d'autres maladies constitutionnelles héréditaires. En effet, d'après les relevés qui portent sur plus de 4,000 observations, si j'additionne ensemble les cas de phtisie la plus vraisemblablement accidentelle ou acquise — à mes yeux la phtisie accidentelle et la phthisie acquise sont distinctes — avec les cas les plus évidemment constitutionnels et spontanés, je ne trouve pas la phtisie née de la phthisie plus de 20 fois sur 1,000.

Au contraire, si j'ajoute aux phtisiques nés de phtisiques, ceux qui, d'après les observations que je produirai dans ce travail, sont issus de parents affectés d'autres maladies chroniques par voie de métamorphose régressive, j'arrive au chiffre de 50 pour 100 (1). »

« Si un scrofuleux, un goutteux, un syphilitique épuisé par sa scrofule, sa goutte ou sa syphilis peut devenir tuberculeux, à plus forte raison l'enfant de ce scrofuleux, de ce goutteux, de ce syphilitique peut-il le devenir. Ainsi, vous verrez des scrofuleux placés dans de bonnes condi-

____

(1) Pidoux. De la tuberculose.

tions d'hygiène; vivre avec leur scrofule 70 ans et davantage, ayant engendré des enfants qui meurent tuberculeux à 20 ans (2). »

« La phtisie est une maladie qui finit. » (Pidoux). « La
phthisie est une maladie qui achève » (Peter). Tout ce qui
débilite est donc une occasion éloignée de tuberculisation,
tout ce qui achève de débiliter est une occasion prochaine.
Toute maladie diathésique sera débilitante, par conséquent
la plus débilitante sera la plus tuberculisante.

En première ligne, parmi les maladies diathésiques débilitantes à un haut degré, doit être nommée la *scrofule*.
Nous lisons des anciens que frappés de la fréquence de la
phtisie chez les lymphatiques et les scrofuleux, ils en
avaient décrit une forme sous le nom de phtisie scrofuleuse.

Cette idée prévalut longtemps dans la science et les descriptions magistrales de la phtisie pulmonaire faites à diverses époques par Morton, Cullen, Portal, Franck, sont là
pour en attester. Et les anciens avaient admirablement vu.
Baudelocque prouva le premier, que la source la plus féconde de la phtisie était l'insuffisance d'air et de lumière.

Dans les pays de montagnes où l'on respire pourtant un
air parfaitement pur, où la nourriture n'est ni mauvaise ni
insuffisante, on a observé que la phtisie se montrait quelquefois chez les montagnards dont les habitations sont des
cabanes obscures, sales, humides et non aérées.

Pour Lugol, le tubercule était l'expression anatomique
de la scrofule, son signe anatomique pathognomonique,

---

(2) Peter. Clinique, t. II, p. 147.

celui-là seul qui la caractérise et qui donne de la valeur à tous les autres symptômes (1).

Nombre de médecins, et Barthez et Rilliet, entre autres, partagèrent la manière de voir de Lugol (2).

De nos jours, M. Villemin et M. le professeur Bouchardat ont beaucoup insisté sur le rôle que joue le scrofulisme. Pour ces maîtres, dont nous partageons d'ailleurs complètement la façon de voir, ces deux maladies, la phtisie et la scrofule semblent avoir entre elles des rapports étiologiques intimes ; elles ont un fonds commun, une cause commune, c'est l'appauvrissement général par suite du défaut de dépense en rapport avec les besoins de l'économie des aliments de la calorification ; dans l'enfance l'appauvrissement de l'économie se manifeste le plus souvent par la scrofule, tandis que dans la virilité et l'âge adulte, il se manifeste par la tuberculisation pulmonaire.

Les chances de la phtisie sont d'autant plus grandes que la diathèse originelle a plus d'affinité avec la tuberculisation. La scrofule y conduit plus volontiers. On pourrait citer telle race royale, aux géniteurs à « beauté (!) scrofuleuse » qui s'éteint dans la phthisie (Peter).

L'assistance publique de Paris n'a qu'a se louer de la pensée qu'elle a eue de fonder, à Berk-sur-Mer, un hôpital pour les jeunes scrofuleux et sur lequel on fait évacuer les enfants qui seraient exposés à une mort imminente, dans les hôpitaux de Paris, soit comme scrofuleux, soit, plus tard, comme phtisiques. Là, à Berk-sur-Mer, ils peuvent se livrer à des exercices variés ; ils prennent des

---

(1) Lugol. Recherches et observations sur les causes des maladies scrofuleuses. Paris, 1844.

(2) Barthez et Rilliet. Maladies des enfants. Paris, 1843, tome III, page 3.

bains de mer et de soleil; ils respirent enfin ce souffle marin qui agit si puissamment et qui est si salutaire à la transformation presque radicale de leur chétive organisation.

Pareils résultats merveilleux ont été obtenus par M. Pidoux, dans un hôpital construit à la Roche-Guyon, chez le duc de La Rochefoucauld, aux frais d'une société de bienfaisance.

Ici l'air marin manque — la Roche-Guyon est dans le département de Seine-et-Oise — mais l'air de la forêt suffit pour opérer le miracle.

Nous avons dit que la phtisie pouvait naître aussi secondairement, par transformation régressive d'autres maladies constitutionnelles moins graves ou y prédisposant moins que la scrofule.

Les gens des classes aisées ou riches fournissent le contingent des phtisiques par transformation de la *goutte* et du *rhumatisme*. C'est surtout dans les stations thermales qu'il a été donné d'observer un grand nombre de ces faits qu'a réunis M. Pidoux et qui méritent d'être pris en sérieuse considération.

Chez les les rhumatisants et les goutteux la tuberculose ne se développe pas pendant la période d'acuité de l'une ou de l'autre de ces deux maladies, mais lorsqu'elles passent à l'état chronique.

Il serait superflu de vouloir démontrer que les parents syphilitiques engendrent des tuberculeux — lorsqu'ils réussissent à engendrer. Il va de soi qu'une maladie aussi débilitante à la longue que la syphilis et qui exerce de si grands ravages sur l'organisme ne lui laisse pas de quoi pour permettre aux facteurs atteints de reproduire de vigoureux rejetons.

Plus l'organisme s'abaisse, plus la phtisie monte ; plus il dégénère, plus elle s'engendre, (Pidoux). La syphilis remplit parfaitement ces deux buts : d'abaisser la force de résistance de l'homme qu'elle a frappé et de déterminer la dégénération du fruit de ses amours.

Le rôle de la syphilis n'avait pas échappé aux observateurs les plus rapprochés de l'époque de Fracastor et ils décrivirent une phtisie syphilitique. Ce furent les maîtres en la matière, les syphiliographes Astuc et Van Swieten, — les phtisiologues Morton et Hoffmann. Morgagni, Cullen, Sauvages, l'avaient aussi signalée et Portal, Joseph Franck plus rapprochés de nous ne se font pas faute de reconnaître à la syphilis la large place qu'elle occupe dans le cadre des maladies générales prédisposant à la tuberculisation comme terme ultime. De nos jours, Bazin, MM. Ricord, Virchow et Fournier ont trouvé dans les poumons des gommes syphilitiques mélangées à des granulations tuberculeuses.

Pour Laennec et Andral la syphilis n'agirait que sur les prédisposés et serait plutôt une cause occasionnelle qu'une cause prédisposante.

Quoi qu'il en soit, cause occasionnelle ou cause prédisposante, la syphilis n'en est pas moins une des plus déplorables affections dont on ait à regretter le rôle dans la production de la tuberculisation pulmonaire. C'est aux intéressés de veiller. La phtisie est une terrible éliminatrice.

L'*herpétisme* est aussi une diathèse qui conduit volontiers à la tuberculose pulmonaire. « Je me souviens, dit Hirtz, cité par Peter, d'un assez grand nombre de cas où des jeunes gens atteints dans leur enfance d'eczèma humide furent après l'adolescence pris d'une tuberculose pulmo-

naire. C'était en particulier ceux qui avaient eu des érup-
tions suintant abondamment sur les joues ou la tête, avec
croûtes épaisses ou odorantes. » Hirtz cite à l'appui de la
thèse soutenue par lui un grand nombre d'observations
qu'il a recueillies dans le cours de son immense pratique
et conclut : — « 1° Que les personnes atteintes dans leur
enfance et guéries de certaines formes eczémateuses bien
accentuées sont souvent prises plus tard de phthisie pulmonaire ; — 2° que les personnes issues d'une famille
tuberculeuse sont préservées de l'hérédité en deve-
nant hérpétiques ; ou bien atteintes déjà sérieusement
d'un commencement de phthisie laquelle s'arrête par la
survenance de l'affection cutanée ; — 3° qu'une personne
née de parents tuberculeux et *préservée personnellement*
par l'eczéma, peut transmettre à ses descendants, non sa
maladie de peau, mais la maladie pulmonaire qu'elle n'a
pas (et inversement sans doute) » (1).

Il demeure aujourd'hui démontré que la *diathèse cancéreuse* peut dégénérer et donner lieu à la tuberculisation. Hal-
dane (1859) et Goodwin (1862), en Angleterre, ont publié
des observations très concluantes à cet égard. (Damaschino).

Sur 195 cas de cancer, Lebert avait 15 fois trouvé des
tubercules récents dans les poumons. Béhier a aussi montré
la fréquence de l'éclosion de la tuberculose à la suite du
cancer œsophagien.

Non moins que le regretté professeur Béhier, M. le professeur Peter a aussi insisté sur la fréquence de la tuberculisation à la suite du cancer de l'œsophage. Ce dernier
professeur cite les observations qu'a recueillies le premier

---

(1) Peter. Cliniq., t. II, p. 154.

et les ajoute à celles de la Clinique de M. Gallard et aux siennes propres. M. Peter a insisté sur ce point à savoir que, la tuberculose était engendrée par le cancer, et il a par ainsi prouvé qu'il n'existait nul antagonisme entre la tuberculose et le cancer.

Huit fois, sur 45 cas de cancer de l'utérus, on a pu trouver à l'autopsie des granulations tuberculeuses dans le poumon.

Dans une autre statistique de Lebert, la coïncidence de la tuberculose est observée 11 fois sur 57 cas de cancer de l'estomac, c'est-à-dire dans un cinquième des cas ; et dans 5 de ces 11 cas il est positivement noté que les tubercules étaient de date récente. (Peter.)

Dans un mémoire présenté à l'Académie de médecine en 1869, M. Burdel, de Vierzon, arrive à conclure que 75 fois sur 100 les phtisiques avaient eu des antécédents cancéreux dans leur famille.

Nous sommes loin du temps où l'on pensait avec Cancato que le cancer était antagoniste de la tuberculose.

En résumé, toutes les diathèses, en se transformant, en s'abâtardissant, en dégénérant finissent par aboutir au type le plus dégradé des maladies : à la tuberculose. Il est bien vrai le mot de Pidoux : « La phthisie est une maladie qui finit. » Non moins vrai et non moins profond celui de Peter : « La phthisie achève. »

Maladies chroniques générales.

Les maladies chroniques débilitant l'organisme il est facile d'admettre quelles peuvent engendrer une prédisposition à la tuberculose. Certains états pathologiques peuvent aussi troubler la nutrition de façon à empêcher le renouvellement des matériaux nécessaires à la vie, soit que, par exemple, l'aliment n'ait pu arriver jusqu'à l'estomac, comme cela se passe dans le cancer de l'œsophage ; soit que l'aliment parvenu dans l'estomac, n'ait pu y séjourner assez pour subir l'élaboration nécessaire, comme dans l'ulcère simple ou dans le cancer de l'estomac ; soit enfin, que l'aliment n'ait fait que traverser le tube intestinal, sans que le travail de l'absorption n'ait eu le temps de se produire.

Parmi les maladies chroniques débilitantes le *diabète* tient certainement la première place. D'après Griesinger, il y aurait 43, pour 100 de morts par la phtisie chez les diabétiques. Sur 19 autopsies de diabétiques, auxquelles il lui fut donné d'assister, M. le professeur Bouchardat raconte que toutes les 19 fois on trouva des tubercules dans le poumon. Lorsque la nutrition est suffisante, et que la quantité normale de sucre qui peut être éliminée ne dépasse pas 100 grammes dans les 24 heures la phtisie ne se déclare pas. Aussi M. Bouchardat a-t-il formulé cette loi : « Des tubercules apparaissent toujours dans les poumons des glycosuriques, quand l'élimination de la glycose a lieu en proportion considérable pendant un temps assez long (1).

Il faut distinguer le diabétique maigre du diabétique gras ; (Fonssagrives), le diabétique riche du diabétique pauvre (Marchal, de Calvi), le diabétique primitivement vigoureux du diabétique débile (Peter). Le diabétique gros résiste parfois indéfiniment à son diabète tandis que le diabétique maigre meurt assez rapidement, et souvent alors par phthisie. » Il en est du diabétique pauvre et du dia-

____

(1) Bouchardat. Tuberculisation pulmonaire, p. 57,

bétique débile comme du diabétique maigre. Pendant longtemps, le diabétique gras se nourrit de lui-même, de sa propre graisse (autophagie), il maigrit lentement avant que vienne l'étisie, le diabétique maigre est vite emporté pour des raisons contraires.

Le diabète est une dystrophie qui détermine la tuberculisation par suite d'une déviation de l'acte nutritif. (Jaccoud) (1).

En réalité le dépérissement diabétique et la tuberculisation consécutive possible sont encore des résultats d'inanitiation par les voies digestives. (Peter) (2).

L'aliénation mentale est une grande pourvoyeuse de la phtisie. Très souvent, pour mourir, le fou devient tuberleux. Soit qu'il faille accuser l'hygiène souvent mauvaise des hospices d'aliénés; soit qu'il faille s'en rapporter à l'inertie morale et physique dans laquelle certains d'eux, les mélancoliques, demeurent longtemps plongés; soit qu'il faille ne s'en prendre qu'aux refus obstinés qu'ils opposent de manger ; soit enfin que ce soit l'influence de la maladie elle-même, de la cause morale déprimante, ou soit qu'il faut accuser (ce qui est plus sage), toutes ces causes réunies, il est de fait avéré qu'un grand nombre d'aliénés meurent tuberculeux.

La thèse qu'a soutenue M. Bergonnier devant la Faculté de Paris, en 1871, est bourrée de chiffres éloquents. Pour Sangalli, il y a 33 0/0 d'aliénés qui deviennent tuberculeux ; pour Calmeil, 34 0/0 ; pour Esquirol, 35.22 0/0 ; pour Bergonnier, 42.57 0/0 ; pour Georget, la proportion serait de 1 sur 2, c'est-à-dire de 50 0/0.

---

(1) Jaccoud. Path., p. 1094, et art. Diabète, du Dict. de méd. et chir. prat., XI, p. 283.
(2) Peter. Cliniq., p. 109.

Dans une conversation personnelle que nous eûmes l'honneur d'avoir avec lui, le 30 mai 1880, M. Magnan, médecin de l'hospice des aliénés de Sainte-Anne, interrogé par nous, sur cette question, nous fit le plaisir de nous répondre à peu près en ces termes : Ce qui était vrai aux temps de Pinel, d'Esquirol et même de Falret et de Morel, c'est-à-dire aux temps où l'hygiène des aliénés était très débilitante, n'est plus vrai de nos jours, à cause que les asiles sont sains et les aliénés bien nourris. Aujourd'hui, même les mélancoliques, ne sont pas plus souvent tuberculeux que le commun des martyrs (1).

La dyspepsie peut aussi devenir une cause de phtisie. Beau faisait jouer un grand rôle à la dyspepsie dans la pathogénie de la tuberculose. Ce rôle est très réel, dit M. Peter, encore que M. Pidoux ait prétendu le contraire. « Il y a dyspeptique et dyspeptique, écrit M. Peter. Il y a le dyspeptique qui se nourrit et celui qui ne se nourrit pas ; il y a le dyspeptique qui, en raison même de sa dyspepsie, ne vit que d'aliments de choix, bons potages, viandes d'élite, vins généreux et le reste ; ce dyspeptique là n'a de souci que son estomac, de préoccupation, d'occupation, de culte que sa digestion, laquelle est lente, pénible, laborieuse, mais enfin s'accomplit ; et les choses vont de la sorte dix, quinze, vingt, trente ans même, pendant lesquels le dyspeptique digère, digérant se nourrit, et se nourrissant ne se tuberculise pas. Tandis qu'il y a, au contraire, le dyspeptique qui a l'ennui de sa dyspepsie, qui, parce qu'il est mal à l'aise après manger, mange à peine, fait repas de quelques cuillerées de soupe et d'un fruit, d'un gâteau ou

---

(1) Notes de Sainte-Anne, service Magnan. Paris, mai 1880 (personnelles).

— 185 —

d'une sucrerie ; celui-là — ou plutôt celle-la, car le plus
habituellement c'est une femme — s'affaiblit, maigrit,
s'étiole et se tuberculise. Voilà le vrai. » Et M. Peter cite
deux faits à l'appui de son dire. Dans l'un des deux cas il
s'agissait de M. H. Bennet, de Londres, lequel est auteur
d'un Traité de la Tuberculisation qui fait autorité et auquel
nous avons emprunté indirectement quelques citations.

D'aucuns n'admettent pas que l'*Ulcère de l'Estomac*
puisse donner lieu à la phtisie. Telles sont les opinions de
Brinton (1) et de Sangalli ; mais Niemeyer pense le
contraire et nous sommes de son avis. D'ailleurs Jacksch,
de Prague, dans une statistique qui porte sur 155 cas, a
montré que la tuberculisation était survenue dans un tiers
des cas. Ces 155 cas d'ulcère de l'estomac sont divisés
en :

       20 cas d'ulcère proprement dit ;

       78 cas de cicatrices rayonnées ;

       57 cas d'érosion de la muqueuse.

Or il a trouvé des tubercules pulmonaires :

7 fois sur 20 cas d'ulcère rond, c'est-à-dire dans 1/3 des
cas.

26 fois sur 78 cas de cicatrices rayonnées, c'est-à-dire
dans 1/3 des cas.

18 fois sur 57 cas d'érosion, c'est-à-dire dans 1/3 des cas.

« Je ne vois rien pour mon compte, ajoute l'auteur auquel nous empruntons ces chiffres, je ne vois rien de plus
probant quant à la relation causale qui relie la maladie de
l'estomac à la tuberculisation pulmonaire? » (2).

M. le professeur Lasègue a attiré l'attention sur une

---

(1) Brinton. Maladies de l'estomac, trad, Riant. Paris, 1871.
(2) Peter. Clinique, p. 36.

certaine forme d'Hystérie qu'il a décrite, l'anorexie hystérique, qui entraînerait à la longue la tuberculisation pulmonaire. M. Lasègue cite le cas d'une jeune femme qui se serait tuberculisée de la façon suivante : « La répugnance à la nourriture s'était produite à la suite de chagrins plus imaginaires que réels, mais profondément ressentis, et la malade fit plus tard de vains efforts pour se rattacher à la vie » (1).

Affections aiguës générales.

Une des fièvres éruptives qui amène le plus communément à sa suite la tuberculisation pulmonaire, c'est la *rougeole.*

La rougeole paraît agir de deux façons : 1° ou par son intensité et sa grande durée il éveille une prédisposition morbide ; 2° ou bien il amène une exacerbation, une poussée aiguë des granulations chez un malade qui portait auparavant des granulations isolées et latentes.

Nous lisons des anciens que Hoffmann, Sydenham, Paul Franck, admettaient une analogie entre la rougeole et la tuberculisation.

Beaucoup d'auteurs modernes, Guersant père, Blache, Rayer, Michel Lévy, Barthez et Rillet, dont la plupart s'étaient trouvés dans les meilleures conditions pour observer ces deux maladies, ont remarqué la fréquence avec laquelle la tuberculisation survenait à la suite de la rougeole. Des auteurs tout à fait contemporains et non moins compétents que ceux dont nous venons de citer les noms, M. Pidoux, MM. Hérard et Cornil, MM. les professeurs Bouchardat, Damaschino et Peter ne se font pas faute de partager les opinions des premiers.

D'après la statistique de Michel Lévy et d'après celle de

____

(1) Lasègue. De l'anorexie hystérique. Arch. de méd., avril 1873, cité par Peter.

Barthez et Rilliet, il y aurait 1 phtisique sur 11 rubéoleux. Grisolle, au contraire, sur 100 cas de rougeole observés par lui au lycée Napoléon, dit n'avoir jamais vu la tuberculisation se développer une seule fois chez ses jeunes malades.

M. le professeur Peter fait finement remarquer que les milieux d'observations n'étaient pas les mêmes et que, par conséquent, les faits observés par Grisolle à l'infirmerie du lycée Napoléon ne pouvaient être opposés à ceux observés par Barthez et Rilliet à l'hôpital des Enfants, pas plus qu'à ceux observés par Michel Lévy, au Val-de-Grâce. L'infirmerie du lycée est saine, aérée, les malades qui l'habitent momentanément sont sains, vigoureux, bien nourris, bien soignés; tout le contraire se voit à l'hôpital des Enfants, où les petits pauvres chétifs et mal venus sont entassés dans des salles mal aérées, et au Val de Grâce, où les soldats, surmenés, insuffisamment nourris, nostalgiques et quelquefois déjà affaiblis par des maladies antérieures deviennent facilement tuberculeux.

Par quel processus la rougeole donne-t-elle lieu à la phtisie ?

Trousseau trouvait dans le catarrhe bronchique même la cause occasionnelle de la tuberculisation : le catarrhe déterminait une phtisie toujours aiguë, quand le tuberculeux avait déjà en lui un germe de tuberculose. L'opinion du clinicien de l'Hôtel-Dieu était partagée par Monneret.

Mais Rufz, mais le professeur Bouchardat, mais M. Roger, veulent que ce soit plutôt la diarrhée de la rougeole ou l'affaiblissement dans lequel la pyrexie plonge le malade qui soient incriminés.

« C'est parce que la rougeole est une affection catarrhale des bronches et de l'intestin, c'est parce qu'elle spolie l'organisme par ces deux voies et surtout par la voie intestinale ; c'est parce qu'elle entraîne ainsi une grande débilitation, et non pas seulement qu'elle est accompagnée de bronchite que la rougeole prédispose à la tuberculisation pulmonaire. » (1)

L'influence de la *Coqueluche* (cette phtisie du vestibule, comme l'appelle Willis), est non moins à redouter que celle de la rougeole.

Pour Barthez, son influence est peu marquée, pour Henri Roger, au contraire, elle serait même plus néfaste que celle de l'affection morbilleuse.

Souvent aussi la coqueluche est compliquée de phtisie. (Barthez et Rillet.)

Laennec ne voulait voir dans la coqueluche qu'une cause occasionnelle, pouvant agir sur un enfant déjà prédisposé.

Mais la coqueluche peut devenir cause prédisposante de la tuberculisation parce qu'elle épuise par les quintes de toux et par les vomissements, et c'est ainsi qu'elle conduit le petit malade à l'inanisation et ensuite à la tuberculisation.

« Qui échappe, écrit Peter, au flux de la rougeole et à l'inanisation de la coqueluche, ou qui peut, par la vigueur primitive de son organisme, y suffisamment résister, échappe à la tuberculisation terminale. » C'est aussi notre opinion.

La grippe a souvent aussi été le point de départ de la tuberculose, surtout en temps d'épidémie, lorsque cette première affection se revêt d'une malfaisance toute particulière. — Clarke, en Angleterre, Fournet et Monneret en France, ont écrit des travaux pour montrer la fréquence avec laquelle la tuberculisation était engendrée par la grippe, surtout dans les moments d'épidémie de celle-ci.

(1) Peter. Clinique.

Landouzy, dans un mémoire publié en 1837, avait déjà émis cette opinion et cité quelques faits à son appui. « C'est en sa qualité de fièvre catarrhale avec élément nerveux, de maladie qui déprime l'organisme, qu'elle peut appeler la tuberculisation. » (Peter.) La grippe donne surtout lieu, de même d'ailleurs que la rougeole et la coqueluche, à une forme particulière de la tuberculose : à la tuberculisation aiguë, fébrile, rapide, à la *granulie*.

La fièvre typhoïde étant une maladie essentiellement débilitante, il est assez fréquent de voir le malade, au moment où il entre dans la convalescence de cette fièvre, présenter les symptômes premiers de la tuberculisation. Laënec, Monneret, Andral, Grisolle, Bouchardat, Peter, Mercier (1), ont montré surabondamment le rôle incontestable joué par cette pyrexie dans la prédisposition à la tuberculisation. L'épuisement, d'où qu'il vienne, de la rougeole, de la scarlatine, ou de la dothiénenterie, suffit à provoquer l'éclosion des tubercules. (Peter.)

C'est bien à tort que l'on avait admis l'existence d'un antagonisme entre la tuberculose et la fièvre thyphoïde.

Maladies locales.

Parmi les affections de l'appareil respiratoire qui ont le plus fixé l'attention, en donnant lieu à la phtisie, nous pouvons citer la *pleurésie*.

« Si la pneumonie n'est presque jamais suivie de tuberculisation pulmonaire, s'il est rare aussi de voir la pneumonie activer la marche des tubercules préexistants, il n'en

---

(1) Mercier. Thèse de Paris, 1855. De la fièvr typhoïde dans ses rapports avec la phthisie aiguë.

est pas de même de la pleurésie aiguë, dans le cours et au déclin de laquelle, on voit souvent une phthisie, jusqu'alors latente se dévoiler et suivre même parfois une marche des plus rapides. » (1).

La pleurésie chronique peut déterminer un trouble si grand dans la nutrition générale et dans celle de l'organe qu'elle peut, à la longue, occasionner la tuberculisation. (Bouchardat.) — Mais Monneret, Louis, Hardy, Béhier, Peter et Damaschino ne veulent voir dans la pleurésie qu'une des premières manifestations de la tuberculisation et non pas une de ses causes.

Tout en admettant l'opinion de ceux-ci, dans certains cas, il nous semble que l'explication donnée par M. Bouchardat n'est pas à être rejetée.

La bronchite chronique et les bronchites répétées élisent plutôt domiciles sur les poumons des personnes délicates frêles, aptes à se tuberculiser. Ce sont surtout les lymphathiques et les scrofuleux qui voient s'éterniser chez eux le moindre rhume, que d'ailleurs ils contractent à la plus légère imprudence. Certes, c'est rendre un grand service à un prédisposé que de lui faire perdre la grande susceptilité qu'il a à contracter les bronchites. Rien ne remplit mieux ce but que les frictions froides sur la peau chaude, les frictions vinaigrées faites avec un morceau de flanelle et surtout les douches froides prises le corps en sueur.

Nous nous réservons pour traiter tout au long de ce mode de prévention à l'article *Prolaphyxie*.

Dans ces derniers temps, M. Roger a fait voir que consécutivement à la *Broncho-pneumonie*, la phtisie se déclarait assez souvent.

---

(1) Grisolle, cité par Peter. Thèse d'agrégation, Paris, 1866, p. 95

La broncho-pneumonie agirait dans ces cas, chez les personnes prédisposées, comme le feu mis à la mèche d'un baril de poudre.

D'une façon générale et au point de vue doctrinal, au point de vue de la pathologie générale, la *pneumonie* ne donne pas lieu à la phtisie pulmonaire. La pneumonie ne se montre que chez les personnes jouissant d'une forte constitution, robustes, tandis que la phtisie frappe plutôt tous les affaiblis. Mais il est permis de croire avec Williams et avec Stokes cités par Damaschino), et avec Bouchardat qu'une *pneumonie chronique* mal soignée peut affaiblir tellement le malade qu'elle le laisse en état de faillite organique et, par ainsi, le livre, presque pieds et poings liés, à une tuberculisation probable. Cette vue de l'esprit supporte très bien le raisonnement.

Le rétrécissement de l'artère pulmonaire a été dénoncé tout dernièrement comme une cause à la fois prédisposante et occasionnelle de la pthisie. Déjà Lebert en 1867, et Traube un peu plus tard, avaient signalé ce fait à savoir, que le poumon pouvait se tuberculiser à la suite du rétrécissement de l'artère pulmonaire. M. Constantin Paul, dans un mémoire présenté à la Société médicale des hopitaux, élucida la question et la fit voir sous un jour plus complet et plus nouveau.

Le rétrécissement de l'artère pulmonaire congénital ou acquis se terminerait par la tuberculose dans le plus grand nombre des cas, et cela en dehors de toute prédisposition héréditaire. Sur 26 cas de rétrécissements qu'il a observés, la phtisie est survenue 16 fois consécutivement au rétrécissement.

Lebert croyait que c'était par anémie que le poumon se tuberculisait à la suite du rétrécissement de l'artère ; mais s'appuyant sur un cas observé par Willigk et cité par M. Constantin Paul et dans lequel les deux poumons s'étaient tuberculisés en même temps que le larynx et les intestins, quoique le rétrécissement ne siégeat que sur la branche droite du vaisseau. M. le professeur Peter a donné l'explication suivante : « C'est à la manifestation sur le poumon d'un trouble dans la nutrition générale et non à l'anémie du poumon qu'il faut rapporter la tuberculisation survenant à la suite du rétrécissement.

Le rétrécissement du vaisseau agit en provoquant l'inanitiation par les voies respiratoires; attendu que c'est une même chose pour l'organisme que l'air n'arrive pas en quantité suffisante au contact du sang, ou que le sang n'arrive pas en suffisante quantité au contact de l'air, dans l'un comme dans l'autre cas il y a famine par insuffisance d'hématose, et l'organisme insuffisamment nourri d'air peut se tuberculiser. » (1)

Quoique nous n'ayons nullement intention de traiter de la question tant débattue du prétendu antagonisme qui existe entre certaines maladies et la tuberculose, nous ne pouvons pourtant nous empêcher d'en dire deux mots, de trop illustres plumes s'étant occupées, de cette question qui d'ailleurs n'est pas encore vidée.

Parmi les affections locales, la dilatation bronchique, l'emphysème pulmonaire et l'asthme surtout, ont été regardés comme accordant l'immunité contre la tuberculose — si l'on peut ainsi parler ; — parmi les maladies générales le saturnisme et l'impaludisme sont, disent aucuns, des antagonistes de la tuberculisation.

____

(1) Peter. Cliniq., p. 53, t. II.

L'antagonisme qui existerait entre la tuberculisation et la fièvre marémmatique a surtout eu l'honneur d'occuper et de passionner les esprits.

C'est Boudin le premier qui soutint la thèse de l'antagonisme entre la tuberculose et la cachexie occasionnée par la fièvre des marais. Les faits d'ailleurs ne donnent pas raison à cette manière de voir de ce grand remueur de problèmes médicaux.

Depuis, l'opinion de Boudin a été battue en brêche et démolie à l'aide des arguments fournis par Michel Lévy, Forget, Gintrac (1), Genest (2), Corradi, Sangalli, MM. Hérard et Cornil, et M. Peter.

Dans la lutte qu'avait engagée Boudin, il fut soutenu par Nepple (4), Paccoud et Hudellet père, médecins à Bourg-en-Bresse, Halm, et Ollivier, d'Angers.

Pour nous, nous ne croyons pas qu'il puisse exister, au fond, un véritable antagonisme entre la tuberculose et l'impaludisme.

Dans les pays à malaria, on meurt plus souvent de fièvre intermittente que de phtisie tout uniment à cause que la constitution médicale de la région le veut ainsi. Voila le vrai.

Mais la phtisie n'y perd pas pour cela ses droits.

Au reste, exista-t-il, cet antagonisme entre la cachexie palustre et la tuberculisation que nous ne voudrions approfondir davantage cette question.

Nous ne la voudrions pas traiter sous la rubrique des *causes de la phtisie* de peur de sortir de notre cadre ou, tout au moins, de l'allonger singulièrement : il ne pourrait

---

(1) Gintrac. Gazette médicale de Paris, 1843.
(2) Genest. Gazette médicale de Paris, 1843.
(3) Nepple. In Eodem loco, 1846.

pas non plus nous venir à l'esprit d'étudier cet antagonisme au chapitre de la *Prophylaxie*, car, ce faisant, nous aurions l'air de recommander le séjour de pays marécageux aux prédisposés à la tuberculose pulmonaire.

Et vraiment ce serait là une bien piètre médication préventive que celle qui consisterait à vouloir remplacer la prédisposition à la tuberculose par la cachexie palustre !

Ce serait fuir Charybde pour tomber en Scylla.

Prophylaxie.

Dans la première partie de notre travail, nous avons
passé en revue les principales causes de la phtisie pulmonaire ; nous allons maintenant esquisser le traitement
prophylactique qu'il convient d'employer pour prévenir
ou pour enrayer l'éclosion de cette cruelle maladie.

Notre excellent maître, M. Peter, dans un livre aussi
consciencieux qu'original, aussi profond qu'élégant de
style, a montré que la tuberculose n'emmenait pas nécessairement la phtisie ; qu'en un mot l'on pouvait guérir la
maladie si elle était reconnue dès son début et dès lors intelligemment soignée.

« Le tubercule n'est pas la tuberculisation et la tuberculisation n'est pas la phthisie » (Peter).

Tout le monde sait que le but principal de l'hygiène est
d'allonger la vie en prévenant les causes des maladies.

Pour bien faire le traitement prophylactique de la tuberculose il faut tenir plus grand compte qu'on ne le fait aujourd'hui de l'état général, se bien persuader qu'on soigne
mal le poumon quand on veut trop abstraire l'homme, et

substituer à la médecine stérile des drogues la médecine féconde des indications (1).

Nous suivons le conseil de Fonssagrives, et même nous allons au delà ; en effet, nous abstrayons presque complètement l'organe pour nous occuper de l'organisme entier.

Pour l'intelligence et la clarté de l'exposition du traitement que nous préconisons nous avons jugé bon de diviser le sujet en quatre parties, chaque partie correspondant à l'une de quatre périodes de la vie où la maladie offre plus de chances de se déclarer,.

Nous adoptons la classification des âges faite par Halle, en hygiène générale — et que nous avons quelque peu modifiée — et nous allons étudier le traitement de la prédisposition à la phtisie : 1° Dans la première enfance (infentia), de 1 à 7 ans ; — 2° dans la seconde enfance (pueritia), de 7 a 13 ou 15 ans ; — 3° dans la puberté ou adolescence (aptitude à la reproduction), de 15 à 25 ans ; — 4° dans la période de virilité croissante, c'est-à-dire de 25 à 35 ans.

Passé 35 ans, c'est très rarement que peut se développer la phtisie pulmonaire ; et d'ailleurs quand on s'est appliqué pendant trente-cinq ans de la vie à améliorer sa constitution, le plus souvent, on tient à continuer l'observance des sages pratiques qui ont permis de vivre jusquelà, et la phtisie acquise se trouve, par ainsi, conjurée toujours.

Première enfance.

L'enfant est-il né d'une mère robuste et saine et d'un père tuberculeux ? Il est à souhaiter, en ce cas, que la mère

---

(1) Fonssagrives. Prophylaxie de la tuberculose. Introduction, p. XII et Peter, p. 467.

nourrisse elle-même son enfant ou à défaut d'elle une nourrice bien portante qui habite plutôt la campagne que la ville.

Si la mère est celui des deux facteurs humains qui peut transmettre la prédisposition à la diathèse, il va sans dire qu'il est du devoir du médecin de la famille de ne pas lui permettre d'allaiter, alors même qu'elle le demanderait les larmes aux yeux.

En pareille circonstance, acquiescer à son désir, ce serait consommer presque à coup sûr la perte ou de la mère ou de l'enfant, et peut-être de tous les deux à la fois. Il convient de donner de l'iodure de potassium soit directement à l'enfant, soit à la nourrice dès les premiers temps de l'allaitement si l'enfant est d'un lymphatisme exagéré.

Le régime de la nourrice campagnarde que l'on fait venir à la ville ne doit pas être brusquement changé. On ne doit pas la nourrir trop (Depaul) ; on doit lui laisser prendre du laitage et des herbages comme elle avait accoutumé de le faire à la campagne; on ne doit surtout pas la gâver de viandes. Il est d'expérience que le lait des nourrices herbivores est plus nourrissant, plus doux, plus salutaire que celui des nourrices carnivores.

Chez les enfants blancs, lymphatiques, prédisposés dès le berceau, le sevrage ne doit pas être trop longtemps retardé.

Alphonse Leroy qui avait une haute compétence, en l'espèce, affirmait que les enfants que l'on nourrissait trop longtemps au sein étaient particulièrement sujets aux gourmes, au rachitisme, à la scrofule. Le sevrage ne doit être retardé que dans le cas de dentition prolongée (1).

---

(1) Alphonse Leroy. Médecine maternelle. Paris, 1830.

Dès le sevrage, s'il a été nourri à la ville, l'enfant doit être envoyé à la campagne où on s'efforcera autant que possible de lui faire contracter déjà les habitudes actives du petit paysan.

Du lait à tous les repas, — Hufeland voulait que la nourriture absolument lactée fut continuée jusqu'à l'âge de 10 ans, — des viandes molles, tendres et peu cuites, des féculents, peu de vin, tel doit être le régime alimentaire à faire suivre à l'enfant. Certains médecins et hygiénistes ne veulent même pas qu'il soit donné de vin aux enfants pas plus que le moindre petit morceau de viande. Fonssagrives, entre autres, fait observer que les enfants qui mangent de la viande ont très souvent des vers. « Les paysans se nourrissent d'herbes, ajoute-t-il, les enfants doivent faire comme eux. » Selon le même auteur, on devrait refuser aux enfants même le bouillon de viande.

Le régime doit être varié ; les repas doivent être réguliers et espacés ; en un mot, on ne doit donner à manger à l'enfant que lorsqu'il éprouve légitimement la sensation de la faim.

Bien nourrir sans surcharger. Pas de sucreries, ni de pâtisseries. Elles émoussent l'appétit légitime pour les aliments substantiels et réparateurs. Les aliments très gras, la charcuterie, le gibier, les viandes faisandées ou trop salées seront bannies de l'alimentation de l'enfant.

Peu nombreux, ses vêtements doivent être légers et larges en hiver comme en été. On lui tiendra la tête nue, les cheveux coupés courts. Cette dernière recommandation, aussi bien que les premières, a son prix : les personnes qui ont l'habitude de porter peu de cheveux sont très rarement atteintes de rhume de cerveau.

L'enfant doit être baigné tous les jours et à l'eau presque froide. Jusqu'à l'âge de 5, 6 ou 7 ans, les lotions ou les immersions très froides sont généralement dangereuses, certains enfants ne se réchauffant qu'avec la plus grande difficulté. En hiver, on se contentera de lotions à l'eau dégourdie, immédiatement suivies de frictions avec un linge sec. Locke voula t que les pieds des enfants fussent toujours lavés à l'eau froide, en été, et frottés avec de la neige, en hiver. Il a même émis cette boutade à savoir que, si nous avions été habitués à marcher les pieds nus nous n'en n'aurions pas plus été incommodés en hiver que nous ne le sommes dans la même saison lorsque nous sortons les mains nues. Pour peu que l'on réfléchisse on s'aperçoit que Locke n'a pas tort, au fond, mais on préférera toujours suivre le conseil donné par Michel Lévy et qui consiste en ceci : tenir les pieds toujours chauds aux enfants à l'aide de bonnes chaussettes et de souliers épais.

Au demeurant, il faut, pour les hommes comme pour les enfants, appliquer à la lettre l'aphorisme de l'école de Salerne : Tenir la tête fraîche, les pieds chauds et le ventre libre. Avec cela, paraît-il, on est presque toujours bien portant.

Si l'enfant est élevé sur les bords de la mer, il est bon de lui faire prendre des bains de mer très courts dès l'âge de 3 ans. Plonger l'enfant de bonne heure dans l'eau salée, c'est à peu près faire pour lui ce que Thétis fit pour Achille en le plongeant dans les ondes du Styx : c'est le rendre presque invulnérable.

Qu'on laisse l'enfant prendre ses ébats en toute liberté ; qu'il se livre aux jeux les plus bruyants et les plus variés ; qu'on ne lui fasse pas subir le confinement et qu'il ne se sente nullement encagé. Qu'on le laisse vivre à l'air libre, au grand soleil, en pleine lumière. De toutes les fleurs, la fleur humaine est celle qui a le plus besoin de soleil.

La couchette de l'enfant doit être simple et dure. On n'y mettra des draps qu'en hiver seulement. Rien n'est plus malsain que ces lits de plumes ou de coton dans lesquels on s'enfouit et dont on ne voudrait jamais sortir, tant ils suent la mollesse. Il serait souverainement imprudent de laisser un enfant sybaritiquement étendu dans un de ces lits qui font oublier le mot de Franklin : « Celui qui se lève tard perd sa journée. » Non seulement il perd sa journée, mais encore il raccourcit sa vie. Quelqu'un a dit : Le monde est aux matineux. Il est bien plus raisonnable et bien plus vrai de dire : Longévité et santé aux matineux.

Nous avons dit tout à l'heure quels grands services on pouvait attendre des bains de mer :

Les bains de mer font disparaitre le plus souvent la débilité, le lymphatisme, la scrofule même parvenue à un degré inquiétant. On a vu des enfants qui, en une saison balnéaire, ont eu le bonheur de se débarrasser d'énormes engorgements lymphatiques, ou de plusieurs chapelets de ganglions tuméfiés. Ce sont surtout les bains à la lame qui produisent les meilleurs résultats. L'expérience la plus décisive, en cette matière, est celle qui a é'é faite à l'hôpital de Berck-sur-Mer. C'est merveille de voir avec quelle rapidité les petits scrofuleux qui y sont envoyés par l'administration de l'Assistance publique de Paris se dépouillent du faciès souffreteux qui les caractérisait et deviennent lestes et ingambes. Il faut dire aussi que l'atmosphère marine est pour quelque chose dans cette prompte transformation. Cet air, tout chargé de vivifiantes senteurs, est éminemment corroborant.

« Changer de climat, a dit Michel Lévy, c'est naître à

une autre vie ». Cette parole de l'illustre hygiéniste reçoit pleine confirmation à l'hospice de Berck-sur-Mer.

Les bains de mer sont stimulants par l'effet des sels minéraux que l'eau salée tient en suspension, — les personnes qui se sont plongées dans l'eau de la mer conservent plus longtemps le brillant des yeux et la rougeur des joues que celles qui se baignent dans l'eau douce d'une même température et l'on s'aperçoit qu'il y a une plus forte réaction vitale lorsqu'elles en sortent.

Les bains à la lame sont des bains froids, encore que l'eau de mer atteigne quelquefois jusqu'à 24° sur certaines côtes. Le mouvement de la vague donne une action très remarquable aux bains de mer; autant de fois que la vague vient frapper le corps autant de fois le baigneur est massé en même temps qu'il reçoit une douche à percussion. Aussi les bains à la baignoire ne sauraient-ils jamais valoir les bains à la lame.

Les mouvements divers qu'exécutent les enfants pour se soutenir dans l'eau et la natation à laquelle ils se livrent sont choses excellentes. Nul n'ignore d'ailleurs que la natation est une très puissante gymnastique. Lorsque les enfants entrent dans l'eau ils sont d'abord saisis d'un petit spasme d'oppression; il faut alors leur recommander de faire des mouvements désordonnés ou de nager.

Le bain de mer ne doit pas être trop prolongé; on ne doit pas attendre que se produise le spasme secondaire, c'est-à-dire que l'enfant ait froid jusqu'à claquer des dents, avant de lui donner ordre de sortir de l'eau. Le bain pris de cette dernière manière pourrait devenir très dangereux. Le bain froid donne des forces, mais il peut tuer. (Hippocrate).

Lorsque le bain a été pris d'une manière raisonnable la

réaction se produit aisément. Il est de beaucoup meilleur que la réaction ait lieu le baigneur étant au soleil ; il se produit alors, immédiatement après la sortie de l'eau, un afflux de sang vers la périphérie ; les mouvements respiratoires deviennent amples et profonds, l'hématose complète ; la circulation générale est activée ; l'appétit devient vif. En peu de temps le sang appauvri est modifié, la maigreur disparaît, les chairs flasques et blafardes se colorent, la peau brunit, devient lisse et ferme, la croissance se régularise et s'effectue bien.

« Lorsque des enfants n'ont qu'une prédisposition à la phthisie pulmonaire, prédisposition qu'ils doivent à l'hérédité ou à un vice organique, il peut se faire que dans un climat doux et uniforme l'atmosphère maritime exerce sur ces jeunes malades un effet salutaire. Son action fortifiante modifiera peut-être la prédisposition tuberculeuse et pourra même, dans certains cas, empêcher son développement fatal. C'est de cette manière seulement que l'atmosphère maritime peut avoir une influence heureuse sur la phthisie. Dans toute autre circonstance et dès que les tubercules pulmonaires ont manifesté leur présence par des signes appréciables à l'auscultation, l'atmosphère de l'Océan en France devient nuisible et ne peut exercer qu'une action dangereuse sur la marche de cette maladie. (1). »

D'autres auteurs conseillent quand même le séjour sur les bords de la mer. Quoiqu'il en soit, pour tonifier une constitution délicate, une vie entamée, comme dit Michelet, les plages de l'ouest sont celles qui doivent être choisies ; les plages du nord seront fréquentées par les personnes déjà fortes et dont on veut encore renforcer la constitution.

(1) Brochard. Les bains de mer chez les enfants. Paris, 1860, p. 160

Si l'action curative de l'atmosphère maritime dans la phtisie pulmonaire est encore à étudier, son action préventive est aujourd'hui incontestée (1).

Aussi peut-on dire que l'atmosphère marine, en agissant sur la muqueuse bronchique et en la modifiant, est un aussi puissant auxiliaire des bains de mer que la nourriture toute chargée de phosphore, d'iode et de chlorure de sodium que l'on peut prendre sur les côtes.

Fonssagrives et Brochard recommandant les huîtres vertes aux enfants lymphatiques et disent qu'il leur faut faire boire le liquide que répandent ces mollusques au moment où on les ouvre.

Aux enfants des villes à qui on ne peut pas faire prendre les bains de mer, les bains de rivière doivent être ordonnés ; dans les localités où il n'y a pas de cours d'eau on se contentera des lotions et affusions froides et des bains à la baignoire. La première indication à remplir, c'est que l'eau soit froide.

Telles sont les précautions générales dont doivent être entouré le berceau et la première partie de la vie d'un enfant dont on peut supposer que le sang est taré par un vice héréditaire aussi redoutable que l'est celui de la phtisie pulmonaire.

Aucun soin, aucune peine n'est à être épargnée pour renforcer sa constitution même aux dépens de son instruction future. Aussi certains auteurs conseillent-ils de laisser sommeiller le cerveau jusqu'à l'âge de sept ans, ou plutôt jusqu'à ce que soit achevée la seconde dentition. D'ailleurs ce retard qu'on leur fait subir dans leur évolution intellectuelle n'est nullement préjudiciable. Le cerveau qui s'ouvre tard ne s'ouvre que mieux.

---

(1) Boudin. Géographie et statistique médicale. Paris, t. II, p. 655.

Janvier.

Dans toute cette période première de son existence, l'enfant doit vivre d'une vie toute physique, toute végétative ; il doit amasser le plus de force de résistance possible pour l'employer à vaincre les maladies futures ; on doit lui durcir le tempérament non seulement pour le prémunir contre les maladies en général, mais encore pour lui cuirasser le tempérament contré la phtisie pulmonaire en particulier.

Rappelons, comme mot de la fin, ce verset de la Bible : « Lé jeune homme sera dans un âge avancé, ce qu'on l'aura fait dans son enfance. » Proverbes. Chap : XX.

Seconde enfance

On ne doit point donner à un âge, les aliments, les travaux, les plaisirs, les occupations d'un autre âge ; les gradations doivent être observées dans les passages difficiles qui lient les grandes époques de la vie et auxquelles se préparent et se font les grandes révolutions. Les dentitions, la puberté, le temps critique des femmes sont des époques marquées pour la nécessité d'une exactitude dans le régime.

Plus la nature a d'objets à remplir, moins il faut la charger de travaux matériels, moins il faut qu'elle ait d'obstacles et de résistance à vaincre. Mais surtout les grands efforts de l'esprit ne doivent être exigés ni même demandés au moment des grandes révolutions du corps.

« Qu'on songe qu'aux époques de la dentition et de la puberté et pendant les grandes croissances, l'homme est moins capable de saisir les objets faits pour exercer sa mémoire, son jugement et son imagination ; qu'on remarque bien que la nature nous donne elle-même des leçons de prudence à ce sujet. Ne voit-on pas des enfants devenus comme incapables et stupides à ces époques prendre ensuite un essor qui nous étonne ? » (1).

Il serait superflu d'ajouter aucun commentaire à ces lignes du grand hygiéniste. Ce sont paroles d'Evangile que les siennes.

La seconde dentition s'opère vers 7 ans ; en même temps le corps de l'enfant subit des métamorphoses sérieuses... il se transforme physiquement et intellectuellement.

Vers cette époque de la vie de l'enfant, l'air, le soleil, le mouvement lui deviennent plus que nécessaires : ils sont indispensables.

L'alimentation sera substantielle, abondante, réparatrice. Très peu de travail intellectuel. Le système nerveux est en ébullition ; à ce moment il faut craindre que les congestions et les inflammations ne détruisent l'organe avant qu'il soit entièrement formé.

Il est, en effet, trop commun de voir succéder à une fertilité prématurée du cerveau une affligeante stérilité intellectuelle.

Les ablutions et affusions d'eau froide suivies de friction seront excellentes pour aguérrir contre le froid et s'opposer aux progrès du lymphatisme. Le séjour à la campagne sera continué, si possible, ou ordonné, si rien ne s'y oppose. Il va sans dire que si l'enfant doit vivre à la ville on doit soigneusement éviter de l'emmener au spectacle et dans les soirées.

Certains parents, a dit un satirique, s'occupent avec plus de sollicitude de leurs chevaux et de leurs chiens que de la santé de leurs enfants. Il y va de l'amour-propre et de la mo-

---

(1) Hallé. Art. Age. Encyclopédie méthodique, 1787, t. I, p. 361.

ralité des parents de ne pas s'attirer de semblables re-
proches. Les rhumes et les fluxions de poitrine seront pré-
venus et traités avec soin. Pas de rhume négligé. Un rhume
négligé est une phtisie commencée.

A moins que les circonstances n'y obligent formellement,
on doit s'abstenir de faire porter des gilets de flanelle aux
enfants. Le gilet de flanelle est très avantageux, les frotte-
ments qu'il exerce sur la peau, facilitent la transpiration
insensible dont la suppression joue un grand rôle dans la
production des maladies; il maintient le corps dans une
température uniforme ; il n'est pas aussi facilement trempé
par la sueur que les autres tissus et prévient ainsi l'inconvénient qui résulterait d'un linge mouillé sur la peau,
mais il vaut mieux en réserver l'usage pour plus tard,
lorsque l'enfant devenu homme aura perdu la puissance de
calorique et la facilité à se réchauffer dont il jouit pendant
la seconde enfance. Mais c'est surtout à la gymnastique
qu'il faudra s'adresser pour modifier heureusement la
constitution d'un enfant faible et prédisposé.

Les jeux en plein air : la balle, le volant, le cerceau, la
toupie, le cerf-volant, les billes, etc., doivent lui être permis.

Ces exercices commandent une foule de mouvements variés et ne sont pas pour être dédaignés, ni pour être défendus, car ils font acquérir autant de force que de souplesse.

Le saut, saut en hauteur, saut en largeur, est aussi un
très bon exercice en ce qu'il donne du développement au
système musculaire en général.

La course — mélange de la marche et du saut — est auss
un exercice à recommander. Elle développe le système
musculaire, aiguise l'appétit et favorise la digestion.

On en pourrait dire autant de la danse : mais il ne faut

pas que cet exercice soit pratiqué dans les salons au milieu d'une atmosphère viciée, il faudrait, contrairement à
ce qui a lieu généralement, que cet exercice eut lieu en
plein air.

Mais les meilleurs exercices auxquels se doivent livrer
les enfants, ceux sur l'opportunité desquels on doit ferme-
ment insister, ce sont les exercices de gymnastique proprement dite, gymnastique avec instruments et appareils.
Nous voulons parler de ces exercices qui ne sauraient
avoir lieu ailleurs qu'au gymnase, tels que les *rétablisse-
ments* au trapèze simple et au trapèze fixe ; — les exercices
aux anneaux ; — les flexions, extensions et *développements*
des membres supérieurs armés d'haltères — les *haltères à
la volée ;* — les flexions et extensions du corps en avant et
en arrière les mains tenant des massues; les exercices aux
petites barres parallèles ; les exercices dits des *grandes
barres à fond* avec flexion du corps, les bras seuls soute-
nant le poids du corps, etc. Ceux-là sont de véritables
exercices de force, occasionnant une immense combustion
de carbone et déterminant une véritable fringale chez celui
qui s'y livre avec ardeur. Commencés dès l'âge de huit ans
avec les études, ils doivent être continués sans interruption
jusqu'à la fin des classes pour faire place alors à d'autres
exercices — réputés plus nobles ou crus tels (?) — tels que
l'escrime, l'équitation, la boxe et la savate.

La natation est aussi un exercice à ordonner pendant
cette époque. Nous en avons déjà parlé, nous en parlerons
encore. Répéter pour faire le bien, ce n'est pas répéter.

Beaucoup d'auteurs recommandent la lecture à haute voix.
C'est là un excellent exercice pour les poumons et les muscles du thorax et du larynx. Apprendre à lire, c'est apprendre à respirer. Beaucoup de gens malheureusement lisent

sans savoir respirer. « On ne lit bien que si on respire bien et on ne respire bien que si on l'a appris. » (Legouvé).

Ceux qui font beaucoup de gymnastique se trouveront bien, en hiver, de l'administration de deux ou trois flacons d'huile de foie de morue.

Dans la période comprise entre 10 et 18 ans il serait à souhaiter que l'hydrothérapie comme la gymnastique fut employée pour concourir à l'éducation physique. (Fleury). (2).

Par la réaction provoquée et par les effets toniques qui en découlent l'hydrothérapie détermine chez les enfants la transformation du tempérament lymphatique en tempérament sanguin.

Le tempérament dépend de nous, autant au moins que le caractère.

Ce n'est pas la façon de voir de M. Caro.

L'éloquent académicien enseigne dans son cours de Philosophie, qu'il est plus facile de dompter son caractère que son tempérament,

Nous croyons tout le contraire.

Il faut dépenser une somme énorme d'énergie morale pour déplacer à peine le substratum d'un caractère ; pour changer un tempérament déjà acquis, il ne faut qu'une bonne hygiène, physique, intellectuelle et morale.

Nous reviendrons, en le finissant, sur ce que nous avons dit au commencement de ce chapitre touchant la seconde dentition, pour rappeler que: au moment où la seconde enfance va se terminer, il est nécessaire de mettre une sourdine aux travaux intellectuels de l'enfant. Il va bientôt en-

---

(1) Legouvé. Art de la Lecture, ch. IV, p. 35.
(2) Fleury. Hydrothérapie, p. 87.
(3) Tartivel. In Dictionnaire encyclop., t. VIII, p 171.

trer dans une crise nouvelle, la décisive ; c'est le moment de redoubler de vigilance et d'attention, car : c'est le moment où les os s'affermissent, où la poitrine se dilate et où les glandes du poumon sont évidemment le siège d'un travail particulier, puisque c'est alors, chez plusieurs, que les levains héréditaires qu'on y croit déposés, et qui semblent y avoir dormi jusque-là, se développent et produisent la phtisie.

Il faut de nouveau laisser à l'enfant toute sa liberté, diminuer les travaux de l'esprit, sinon les suspendre ; c'est l'instant de conclure pour l'enfant une véritable *trève de Dieu*, avec les puissances occultes et malfaisantes qui entourent l'homme depuis le berceau jusqu'au tombeau ; c'est le moment d'abandonner encore une fois l'enfant qui va devenir jeune homme aux mains maternelles de dame Nature, tout en surveillant et en corrigeant les mauvais penchants qui paraîtraient vouloir éclore en lui.

« La Nature, dit Rousseau, veut que les enfants soient enfants avant que d'être hommes. Si nous voulons pervertir cet ordre, nous produirons des fruits précoces qui n'auront ni maturité, ni saveur, et ne tarderont pas à se corrompre. Nous aurons de jeunes docteurs et de vieux enfants.

L'enfance a des manières de voir, de penser, de sentir qui lui sont propres ; rien n'est moins sensé que d'y vouloir substituer les nôtres, et j'aimerais autant exiger d'un enfant qu'il eût 5 pieds de hauteur que du jugement à 10 ans. » (1).

La seconde enfance doit être consacrée plutôt aux exercices du corps qui le fortifient, qu'à l'étude qui l'affaiblit, et l'empêche de prendre son accroissement.

----

(1) Rousseau. Émile.

Le développement précoce de l'intelligence engage trop souvent les parents à la surmener: cette précocité n'est pas d'un bon augure, et cette manière de faire est pour être blâmée.

Elles ont souvent pour conséquence la mort de l'intéressant enfant, avant que soit établie sa puberté.

Adolescence.

L'homme est celui de tous les êtres vivants connus, dont la puberté peut-être la plus accélérée par les excitations vicieuses (1).

Aussi, au moment où commence l'adolescence ne faut-il pas seulement redouter les dangers d'une croissance trop rapide, mais encore surveiller avec la plus inquiète sollicitude l'explosion des sentiments et des passions que font naître les facultés qui viennent de se révéler.

D'une façon générale, la puberté est remarquable par l'acuité des phénomènes morbides qui surviennent pendant son cours ; d'un façon spéciale, c'est l'époque de prédilection de l'éclosion des tubercules dans le poumon, — surtout si la croissance était entravée par une cause ou par une autre.

Le repos, on le sait, favorise la croissance. Aussi, dans les premiers jours de l'adolescence, à cette époque où l'adolescent éprouve, au moindre effort, de ces douleurs dans les membres, de ces faiblesses, de ces pâleurs, de ces langueurs de tout son être ; à cette époque où il est, toutes les nuits, sujet à ces petits accès de fièvre hectique, dite

---

(1) Cabanis. Mémoires de l'Institut, Acad. des sciences mor. et pol., t. I, p. 117,

fièvre de croissance ; à ce moment, avons-nous déjà dit, et nous le répétons, les exercices violents doivent être, ainsi que les travaux intellectuels, suspendus.

C'est une époque de transition qui ne durera que très peu de temps. et pendant laquelle tous les soins doivent être prodigués à l'être qui se transforme. Que l'on veuille bien se rappeler que l'enfant ne croît qu'une fois, tandis qu'il a tout le temps pour étudier plus tard.

Du reste, il est aussi inutile qu'antihygiénique de lui demander à ce moment de grands efforts physiques ou intellectuels, ses forces organiques le trahiraient, et si la machine humaine est imprudemment surmenée, on la fausse, on la détériore, on la brise.

Mais, quelque temps plus tard, à une minute qui varie suivant la force constitutionnelle de l'individu, et qu'il appartient seul à un médecin sagace et intelligent de fixer, on devra lui faire reprendre les exercices physiques, et ensuite le travail intellectuel.

Il est bien entendu que nous ne voulons viser en l'espèce que l'individu, dont la faiblesse constitutionnelle ou la tare originelle sont une cause prédisposante à la phtisie pulmonaire.

D'ailleurs, toutes ces précautions que nous recommandons devraient être prises même pour et par les jeunes gens forts ; ils n'en seraient que plus vigoureux dans la suite. Surmener le cerveau du jeune homme, même lorsqu'il est d'excellente constitution et de souche irréprochable, même lorsque ses parents ont toujours été robustes et qu'il a été procréé en l'âge de leur virilité, c'est l'affaiblir.

Affaiblir un homme, c'est affaiblir sa descendance ; nous ne saurions donc trop engager les parents à faire faire de la gymnastique à leurs enfants : la gymnastique qui doit fortifier les mauvaises constitutions, et rendre meilleures les bonnes.

A. — *Gymnastique proprement dite.* — Nous savons tous en quel grand honneur les anciens tenaient la gymnastique. Les maximes et les exemples que nous ont légués les philosophes et les médecins de l'ancienne Grèce et de Rome, ne laissent pas de suffire amplement pour témoigner de leur amour du mouvement. Rappelons en quelques uns : « Le corps naît et se conserve en santé par le mouvement; il se corrompt par le repos. » (Hippocrate.)

« Qui peut avoir vu un homme vivant dans un repos absolu, vieux et vigoureux? » (Socrate.)

Platon reprochait à Hérodicus de prolonger, par la gymnastique, les plus chétives existences.

« Celui qui croit se procurer de la santé en vivant dans l'inaction, est aussi peu sensé que celui qui se condamnerait au silence pour perfectionner sa voix. » (Plutarque.)

Asclépiade avait une telle confiance dans la gymnastique, qu'il la considérait comme une sorte de panacée; il avait renoncé aux remèdes internes en faveur de la gymnastique.

Celse, contemporain d'Auguste, disait : « L'inaction affaiblit le corps et le travail le fortifie; la première amène une vieillesse anticipée; le second prolonge l'existence. » Galien fréquentait assidûment le gymnase jusqu'à un âge très avancé.

Nous n'avons pas à nous étendre ici sur le rôle immense qu'a eu la gymnastique sur les mœurs, les coutumes et la vie politique des peuples anciens.

Toutefois, qu'il nous soit permis de dire, en passant, que n'eût été leur gymnastique savante et régulière toutes ces grandes actions qu'ont faites les Grecs, et qui ont arrêté le flot de barbares qui menaçait de submerger et d'étouffer la civilisation occidentale en son berceau, toutes ces fières et belles actions : Marathon, les Thermopyles, Salamine, Platées, Mycale, Cunaxa, la Retraite des Dix-Mille, n'auraient pas eu lieu. Sans la gymnastique macédonienne, Alexandre n'aurait jamais écrit cette splendide épopée, dont les pages fulgurantes se nomment : le Granique, Issus, Arbelles, l'Hydaspe, Tyr et Bactres

Le Grec, adonné dès son enfance aux exercices gymnastiques, était dix fois plus fort individuellement, et avait plus de confiance en lui-même que l'Asiatique amolli et efféminé.

Les Romains n'ont conquis le monde que parce que leurs légions, pliées à une discipline de fer, et composées d'hommes rompus aux exercices de corps, ont presque toujours eu à combattre des nations chez lesquelles ces exercices étaient moins en honneur.

Quels curieux exemples ! Quels rapprochements philosophiques et profonds nous sont offerts à ce sujet par l'histoire romaine !

Les troupes d'Annibal, parties d'Espagne, et ayant traversé toute cette partie de la Gaule qui sera plus tard la Narbonaise, traversent la Cisalpine, et arrivent en Italie endurcies par un pareil *entrainement*. Les légions romaines sont battues au Tésin, à la Trébie, à Trasimène, et écrasées à Cannes. Mais voilà Capoue. Les Carthaginois et leurs alliés s'amollissent dans un festin continuel, pendant que Fabius Maximus Cunctator reforme les légions romaines, et, avec Marcus Marcellus, est remis à leur tête. Reprenant l'ancienne tactique du Temporiseur, ils les endurcissent par marches et contre-marches.

Ces légions, assouplies à une dure gymnastique, fourniront sept ans plus tard (en 207), au consul Gaïus Néron, ces sept mille marcheurs qui traverseront toute l'Italie en cinq jours, et arriveront à temps pour renforcer l'armée de l'autre consul, campée à Sena Gallica, en face des troupes de renfort qu'Asdrubal amène à son frère. La bataille du Métaure se donne. Les Carthaginois sont vaincus. Asdrubal est tué. Annibal réduit à ses propres forces est obligé de purger l'Italie de sa présence.

Un siècle plus tard, les légions sont battues par les Cimbres et les Teutons. Marius est rappelé d'Afrique et chargé du commandement de l'armée. « Couvrez-vous de boue, dit-il à ceux qui avaient fui, puisque vous n'avez su vous couvrir de sang. » Et, par des exercices continuels, par des camps dont il faut creuser l'enceinte, par des marches forcées, il rend la vigueur et le courage à ses soldats, les ramène aux Teutons, détruit leurs hordes près d'Aix, puis, court aux Cimbres et les extermine dans les champs de Verceil.

Quand il voulut soumettre les Gaules, que de travaux ne dut entreprendre César, que d'exercices ne dut-il imposer à ses troupes pour qu'elles ne s'amollissent jamais! C'est que les Gaulois, tout divisés qu'ils furent, étaient encore de rudes gaillards et de fiers batailleurs.

Les Bituriges et les Arvernes, ces tenaces montagnards à vaste poitrine, firent sentir aux Romains qu'ils avaient la main dure et qu'ils frappaient ferme. Mais ils furent défaits par la gymnastique romaine. Aussi, quand les légions qui avaient combattu dans les Gaules, et devant lesquelles Vercingétorix s'était rendu à César, partirent à la conquête de l'Asie, au moment d'en venir aux mains avec les Asiatiques énervés, ils entonnaient le Péan, et chantaient ainsi : « Nous avons défait mille Gaulois, nous défierons bien dix mille Perses ! » Et, ils tenaient parole.

Qu'on nous pardonne cette petite digression historique ; elle n'est ni inutile, ni inopportune, ni déplacée. Mais revenons au sujet.

Au point de vue purement médical, disions-nous, la gymnastique peut rendre de très grands et de très réels services. Hommes sages, qui seuls pouvez m'intéresser, regardez la gymnastique comme le premier mobile de la santé de vos enfants, comme le plus grand des moyens contre l'aptitude à contracter la phtisie pulmonaire.

C'est principalement au moment de la puberté, quand on veut détourner l'esprit du jeune homme de la femme, et endormir ses sens qui s'éveillent, c'est alors qu'il lui faut recommander spécialement la culture de la gymnastique.

« C'est en exerçant le corps d'Emile aux travaux pénibles, que j'arrête l'activité de l'imagination qui l'entraîne. Quand les bras travaillent beaucoup, l'imagination se repose ; quand le corps est bien las, le cœur ne s'échauffe point. » (1).

Et ces exercices seront poussés avec persévérance en même temps que les études classiques. « L'âme, disait Montaigne, ne doit pas être séparée du corps ; celui qui veut despendre ces deux parties a tort, et la cousture qui les lye est étroite. »

D'ailleurs la vie dure, une fois tournée en habitude, multiplie les sensations agréables ; la vie voluptueuse en prépare une foule de désagréables, et Franklin avait bien

---

(1) Rousseau (Emile). Liv. IV.

raison de dire : que l'oisiveté est comme la rouille, et qu'elle use plus que le travail.

La gymnastique développe le système musculaire et est excellente pour produire une diversion à un travail intellectuel exagéré. Elle rétablit l'équilibre entre le cerveau et les muscles.

Pour ceux qui sont prédisposés à la tuberculose, nous recommandons particulièrement les exercices qui peuvent fortifier d'une manière spéciale les muscles thoraciques. Les exercices du portique, par exemple, sont excellents dans ce cas, car les jambes y sont peu exercées ; aussi font-ils acquérir aux muscles de la moitié supérieure du corps une vigueur étonnante puisque ceux-ci sont les seuls qui travaillent (1). Tous ces exercices ne peuvent avoir lieu qu'au gymnase avec et sur le trapèze, la corde lisse, l'échelle verticale, l'échelle horizontale, etc.

Il est d'autres exercices qui peuvent être exécutés aussi bien en chambre qu'au gymnase : nous voulons parler des exercices faits avec les haltères et des mils.

Tous ces exercices augmentent le nombre des mouvements respiratoires ; ils peuvent les quadrupler, les quintupler même ; longtemps continués et bien dirigés ils augmentent la capacité pulmonaire.

Il n'est pas besoin de répéter que cette accélération des mouvements d'inspiration a pour avantage de mettre dans un temps donné plus d'oxygène au service de l'artérialisation du sang, car nul n'ignore que, sous l'influence de la gymnastique, les poumons absorbent plus d'oxygène et que l'air expiré contient plus d'acide carbonique.

---

(1) Amoros, Laisné, Pichery, Triat, MM. Paz et Mérat sont les principaux propagateurs de la gymnastique en France.

L'exercice des membres thoraciques est utile à tous mais c'est une question de vie ou de mort pour les personnes qui, par profession ou par habitude, se tiennent constamment dans une attitude courbée. Question de vie ou de mort, car le rétrécissement thoracique, suite nécessaire, fatale de cette négligence produit la phtisie, c'est-à-dire le trépas plus ou moins prompt.

Les recherches statistiques de Lombard, de Genève, de Benoiston, de Chateauneuf, faites sur la phtisie pulmonaire nous montrent que si on compare le nombre des phtisiques dans les professions actives et sédentaires, on observe une plus grande fréquence des affections de la poitrine chez les ouvriers qui mènent une vie très sédentaire, et cela dans le rapport de 89 à 141. Tous les documents qu'ils ont réunis amènent à cette conclusion que les professions sédentaires produisent un plus grand nombre de phtisiques que celles qui exigent un certain degré d'exercice musculaire. On est autorisé à en conclure que si l'inaction augmente la fréquence de la phtisie, l'exercice musculaire est le correctif de cette funeste influence.

Les exercices des haltères et de mils dont nous avons parlé plus haut, en renforçant les muscles de la cage thoracique et en agrandissant cette cavité donnent un plus vaste champ à l'hématose. On sait que pour chaque 10 centimètres d'augmentation du périmètre de la cage thoracique, le degré de dilatation circulaire des poumons s'accroit de deux centimètres.

On peut exécuter en chambre, avons-nous dit, les exercices avec les barres à sphères, les haltères et les mils.

C'est un conseil très pratique que nous croyons donner en recommandant le maniement quotidien de ces divers instruments à ceux à qui il est difficile ou impossible d'aller au gymnase et à qui cela répugne sous le prétexte futile et puéril que c'est se rabaisser, c'est ressembler aux acrobates que de faire de la gymnastique de portique.

A ceux-là dont le thorax est étroit...et l'esprit aussi — aurions-nous ajouté, n'était la gravité du sujet — à ceux-là, nous conseillons de faire tous les jours, dans leur chambre, une bonne série d'haltères, de mils et de barres à sphères ; de plus nous leur conseillons de se faire une vigoureuse friction par tout le corps à la serviette imbibée d'eau froide et de faire suivre cette première friction d'une deuxième, à la serviette sèche.

Ils acquerront ainsi en peu de temps le type montagnard, idéal rêvé de tous les hygiénistes, lors même qu'ils étaient déjà affligés du type abdominal le plus disgracieux et le plus malsain qui se puisse supposer.

B. *Escrime*. — S'il est un genre particulier de gymnastique dont on ne saurait trop conseiller la pratique aux jeunes gens que leur faiblesse de constitution prédispose à la tuberculisation pulmonaire, c'est certainement l'escrime. C'est à juste titre que l'escrime occupe une place distinguée dans le petit nombre des moyens gymnastiques dont usent les classes aisées de la société. C'est un des exercices qui agissent le plus énergiquement et le plus simultanément sur l'ensemble des masses musculaires et organiques. En escrime, les muscles reçoivent du cerveau exalté par le désir du triomphe une impulsion nerveuse qui décuple les forces des organes. La vue, l'ouie, le jugement, la ruse : tout est mis en œuvre.

« Cet exercice développe surtout les muscles des membres, moins les jambes que les cuisses, assouplit les ligaments articulaires, *distend la poitrine, agrandit ses diamètres,*

donne à tous les mouvements plus de prestesse et de sûreté,
aux attitudes plus d'aisance et de fierté, imprime au tronc
et aux vaisseaux des commotions saccadées qui activent la
circulation, applique les yeux à la juste mesure des dis-
tances et renforce leurs facultés d'accommodation, réagit sur les facultés cérébrales en accélérant les déterminations et en procurant à tout homme le sentiment de ses
forces » (1).

C'est par la position de la garde et par l'*effacement* que
l'escrime développe les épaules et rend le col proéminent.

Ce n'est pas dans le vain but de faire parader le jeune
homme avec un fleuret à la main que nous demandons
qu'on lui fasse faire de l'escrime ; ce n'est pas non plus
pour qu'il veuille toujours mettre flamberge au vent à la
moindre occasion, c'est encore moins dans l'intention de
faire de lui un matamore ; si nous conseillons la pratique
de cet excellent exercice, qu'on veuille bien se le rappeler,
c'est à un point de vue purement hygiénique, absolument
médical. Autant qu'il sera possible, la leçon d'escrime sera
prise au gymnase ou à la salle d'armes. ou mieux encore en
plein air ; elle sera suivie d'une douche prise *le corps en
sueur*.

Chez les amateurs d'escrime, les membres droits sont
souvent plus développés que les membres gauches. Il sera
très facile de remédier à ce léger inconvénient en tirant al-
ternativement de chaque main.

C. *Equitation*. — Sydenham avait une telle confiance
dans la vertu préventive de l'équitation sur la phtisie
pulmonaire qu'il disait que l'équitation était plus efficace

---

(1) Michel Lévy. Hygiène, 1879, t. II.
    Janvier.

contre la phtisie pulmonaire que le mercure et le quin-
quina contre la syphilis et la fièvre intermittente. L'usage
de l'équitation était par lui vanté non seulement comme
moyen préventif mais bien encore comme moyen curatif et
l'Hippocrate anglais cite plusieurs cas de guérisons de la
maladie au début qu'il aurait obtenus dans sa famille
même chez certains de ses membres qui en avaient été affectés.

« Préférez l'équitation à toutes les espèces d'exercices
pour combattre les dispositions à la phthisie et la phthisie
elle-même dans ses deux premières périodes (1). »

L'équitation, faite modérément, est une gymnastique
peu fatigante. Elle sera excellemment employée pour tonifier les faibles, les délicats, les lymphatiques.

On ne s'accorde pas sur la question de savoir si les pro-
menades à cheval excitent ou diminuent la propension aux
désirs de la chair. Les avis étaient déjà partagés chez les
anciens. Hippocrate cite les Scythes, ces infatigables
chevaucheurs, comme des hommes peu amoureux, tandis
qu'Aristote soutient que les cavaliers sont très enclins aux
plaisirs de l'amour.

De nos jours, la question n'est pas encore tranchée, car
Lallemand déconseille formellement l'exercice du cheval
aux jeunes gens dont la puberté commence, craignant que
ces exercices ne déterminent chez eux des pollutions nocturnes, tandis qu'au contraire plusieurs auteurs s'accordent à recommander l'équitation comme retardant, par la
modification qu'elle apporte à la surexcitabilité nerveuse,
l'éclosion de l'attraction passionnelle, de l'inéluctable atti-
rance vers le féminin.

---

(1) Vicary. Thèse de Montpellier, 1827.

Quoiqu'il en soit lors même que l'équitation exciterait
à l'amour ou déterminerait des pollutions nocturnes, il ne
faudrait pas qu'elle fut déconseillée pour cela : pour combattre les inconvénients signalés par Aristote et par Lallemand on devra ordonner au cavalier qui vient de des-
cendre de cheval soit une douche, en hiver, soit un peu de
natation ou un bain froid, en été. L'équitation et l'hydrothérapie réunies constituent un souverain bien pour un
organisme prédisposé à la tuberculisation.

Une des raisons pour laquelle la phtisie est exceptionnellement observée aussi bien dans les steppes de l'Asie
centrale que dans les pampas de l'Amérique du Sud, chez
les Kirghises comme chez les Gauchos, c'est que, ici et là,
la vie se passe toute à cheval. Il en était de même autrefois chez les Indiens de l'Amérique du nord. Nous avons
déjà dit qu'en Haïti, dans les cantons du Mirebalais, de
Hinche, de Banica, de Neybe, d'Azua et de Las Cahobas la
vie que menaient les hommes de cheval de ces localités, les
rendait peu aptes à contracter la phtisie pulmonaire. Il
est vrai de dire que la saine nourriture qu'ils prennent
'abondance du lait dans ces localités et la pureté de l'eau
qu'ils boivent sont autant de facteurs de la santé générale
de ces hommes dont on peut envier le bonheur calme et
modeste et l'existence enchanteresse.

La vastité de la poitrine chez les cavaliers est une chose
qui a toujours été remarquée. Quel beau coffre ! dit-on, en
regardant passer avec admiration un dragon ou un cuiras-
sier fièrement campé sur son cheval ! — Par le moyen de
l'équitation, la circulation sanguine devient plus active. Le
sang arrive au cœur en plus grande quantité, le stimule et
accroît son énergie. Le sang veineux est plus vite hématosé,
la respiration devient plus grande et plus profonde ; il

s'opère une grande consommation d'oxygène et ce surcroît
d'oxygénation rend le sang plus riche en globules rouges
L'activité des fonctions de tous les organes est proportionnelle, à celle du poumon et l'organisme entier en subit les
salutaires influences. Les sécrétions sont activées, régulari-
sées ; l'assimilation se fait mieux ; la tonicité des tissus est
augmentée, l'appétit est éveillé ; la digestion est plus facile
et plus rapide.

Un phénomène qu'on ne saurait séparer de la respiration
c'est celui de l'exhalation cutanée qui est sensiblement
augmentée par l'équitation. En effet, l'accroissement de la
circulation périphérique, en apportant une quantité de
sang plus considérable à la surface, favorise la respiration cutanée, l'évaporation de la vapeur d'eau et l'exhalation de l'acide carbonique.

L'exercice du cheval sera donc employé dans l'enfance
pour combattre une prédisposition à la tuberculose ; mais
à la puberté, lorsque la fougue des passions s'éveille chez
le jeune homme, cet exercice deviendra indispensable. Il
sera journalier, assez long assez rude ; et une nourriture réparatrice ne sera pas lésinée à celui qui y sera soumis.

L'équitation associée à l'hydrothérapie oppose un frein
aux amoureux vouloirs des jeunes hommes en même temps
qu'elle favorise l'établissement et la régularité des règles
chez les jeunes filles : elle éloigne par là une des causes les
plus puissantes de la phtisie pulmonaire.

L'équitation agit aussi sur le moral : indirectement d'a-
bord, puisqu'il agit sur le physique, directement ensuite
par le plaisir qu'elle cause au cavalier. C'est surtout aux
gens de lettres, aux sédentaires qu'il faudra conseiller l'é-
quitation.

Le commençant, celui dont la poitrine est faible, la jeune fille surtout, devra donner à son cheval une allure d'abord douce, puis modérée, avant de lui faire prendre des allures de plus en plus vives. La gradation à suivre sera telle : L'amble d'abord, puis le petit galop, puis le trot dur.

Smith a résumé, sous forme de tableaux, l'influence qu'exerce l'exercice musculaire sur l'organisme par la quantité d'air qui pénètre le poumon à chaque mouvement respiratoire. Elle est telle :

Couché	1
Debout	1.38
Marche (1 mille à l'heure)	1.90
A cheval (au pas)	2.20
Marche (2 milles à l'heure)	2.76
A cheval (au galop)	3.16
A cheval (au trot)	4.05
Natation	4.32
Course (7 milles à l'heure)	7.00

L'homme à cheval et au galop comprime l'air au devant duquel il est lancé comme un boulet ; et il.fait pénétrer par d'énormes inspirations jusqu'aux dernières de ses vésicules pulmonaires l'air ainsi comprimé par lui (1). » Cet air si abondamment introduit dans la poitrine est aussi plus dense, dit le même auteur, lequel est tellement partisan de ce salutaire exercice qu'il ajoute : « Maintenant, si l'on ne peut aller à cheval par peur ou insuffisance de fortune, qu'on aille à âne : il y aura toujours bénéfice pour le poumon et pour l'organisme. »

D. *Natation*. — Par la traction que les bras exécutent sur la cavité thoracique, la natation détermine l'amplia-

---

(1) Peter. Cliniq., t. II, p. 496.

tion active de cette cavité : c'est donc un exercice que l'on ne saurait assez recommander aux jeunes gens des deux sexes. Dans l'adolescence et dans la jeunesse, la natation remplit admirablement le but de combattre l'onanisme et ses funestes conséquences. C'est par la sédation dont il est suivi et la révulsion qui se fait sentir sur nos muscles que le bain froid peut convenir à éteindre les désirs cupidiques lesquels, pour se satisfaire, auraient appauvri l'économie (1).

En été, la chaleur affaiblit par les pertes excessives qu'elle provoque et par le repos auquel elles nous condamne. La natation est alors un excellent exercice, car elle nous fait conserver notre force et en acquérir de nouvelles en diminuant notre transpiration en même temps qu'elle excite notre appétit.

La transpiration étant ainsi restreinte par la natation cet exercice est pour être conseillé en toute saison dans les pays chauds.

La natation est un exercice plus violent, qu'on ne le croit généralement — on vient de le voir plus haut dans les tableaux de Smith — et qui peut suffire seul pour que soit transformé un tempérament complètement affaibli en une sorte constitution.

Nager à la planche est surtout un très bon moyen de respirer large et profond. Dans ce genre de natation la poitrine est distendue par une forte quantité d'air dont le renouvellement ne doit se faire que lentement. De plus, dans ce genre de natation, le torse garde dans l'eau une attitude

---

(1) Pour mâter les mutineries de la chair Saint-Bernard, à ce que nous dit Bossuet, se plongeait en plein hiver dans des étangs glacés. — Bossuet. l'anégyrique de Saint-Bernard.

semblable à celle de l'effacement en escrime, attitude éminemment propre à développer le coffre.

Les anciens étaient tellement fanatiques de la natation que chez les Grecs et les Romains était réputé très ignorant celui qui ne savait ni lire, ni nager.

Enfin, au prédisposé à la tuberculose la natation rendra le service de l'endurcir contre les variations climatériques.

La natation est encore un exercice à conseiller lorsqu'on a à tenir compte de la fortune du client. C'est une gymnastique du pauvre aussi bien que du riche. Même dans les grandes villes où tout est cher, il est à la portée de toutes les bourses de se payer un bain froid. Cette dernière considération n'est pas à dédaigner.

Pour ceux qui vivent à l'embouchure d'un fleuve ou d'une rivière, il est préférable de se livrer à la natation dans l'eau de la mer, l'eau de la mer étant, nous l'avons déjà dit bien meilleure dix fois au point de vue de l'hygiène prophylactique de la tuberculisation pulmonaire que l'eau de rivière.

E. *Boxe-savate.* — Exercice au moins aussi violent que l'escrime, si ce n'est davantage, la boxe développe tout autant et même plus que l'escrime la cage thoracique.

L'*effacement* à la boxe est le même que l'*effacement* en escrime. *Assis* sur les jambes, le torse renversé en arrière, le bras qui est à l'attaque prêt à se détendre vigoureusecomme un ressort, le *bras de la parade* raccourci et protégeant à la fois les régions de l'hypochondre et du thorax, la tête maintenue en extension forcée sur la colonne vertébrale, le cou tendu, le boxeur a presque tous les muscles du corps en contraction. Au moment où il *détache* son coup de poing, le boxeur a le thorax violemment projeté en avant, de même que lorsqu'il pare le coup porté par son adversaire il se cambre vivement, la poitrine faisant arc de cercle en avant tandis que le dos se creuse en arrière. Il se produit pendant cette gymnastique une dépense énorme d'acide carbonique et une absorption non moins énorme d'oxygène. Le résultat ? le voici : le thorax s'élargit, les muscles qui y prennent attache se renforcent. Exercice à recommander à ceux dont les membres ont besoin d'acquérir de la vigueur à ceux qui sont obligés de passer des journées entières courbés sur une table de travail ou derrière le grillage d'un bureau de grande administration.

La savate est le complément de la boxe (1). Ce sont là, exercices de citadins, exercices de pauvres et auxquels chacun devrait s'adonner pour le plus grand bien de la santé. Plus que personne le prédisposé à la tuberculose fera bien de consacrer à ces salutaires mouvements au moins deux heures par jour. Ces derniers exercices étant très violents et exigeant un grand déploiement de forces il sera meilleur avant de s'y livrer, de subir une préparation, c'est-à-dire d'acquérir d'abord une certaine vigueur relative en s'adonnant pendant quelques mois à la pratique de la gymnastique proprement dite.

Quel que soit d'ailleurs le genre d'exercice auquel on donne la préférence, que ce soit de la gymnastique proprement dite de l'escrime, de l'équitation, de la boxe ou de la savate, la leçon ou la séance doit être toujours suivie d'une douche prise *pendant que le corps est encore couvert de sueur.*

Cela nous amène à parler du rôle des douches dans le traitement prophylactique de la phtisie pulmonaire.

F, *Douches.* — L'hydrothérapie est une méthode de traitement fort ancienne. Ce fut, dit-on, Asclépiade de Bythi-

---

(1) Ces deux exercices réunis constituent ce qu'on est convenu d'appeler, en termes de gymastique « *l'adresse française.* »

nie qui, le premier, songea utiliser l'eau froide sous forme de douches dans le traitement curatif de plusieurs maladies.

De nos jours, Pressnitz, en Allemagne, et Fleury, en France ont vulgarisé l'usage des douches non seulement dans le traitement préventif, mais encore dans le traitement curatif de plusieurs maladies.

Longtemps continuées, les douches peuvent rendre les plus grands services lorsqu'un médecin intelligent en dirige l'usage.

Un grand nombre de gens ont de la douche une peur qui serait ridicule si elle n'était vraiment puérile.

Disons d'abord ce que c'est que la douche. « La douche c'est de l'eau à un certain degré de froid, projetée, soit horizontalement, soit ascensionnellement, soit perpendiculairement sur le corps. C'est une série d'affusions vigoureuses, presque violentes, arrosant, immergeant, aspergeant l'epiderme en tous sens. C'est donc le sang mis dans un état de circulation anormale ; refoulé d'abord de la surface au centre et renvoyé ensuite avec une impétuosité nouvelle vers la périphérie du corps ; ce sont les nerfs ébranlés, électrisés, réveillés de leur torpeur par le choc du jet d'eau et la sensation du froid, ce sont les pores de la surface cutanée se contractant et s'épanouissant, respirant à larges bouffées, se débarrassant de tout ce qui est insalubre, s'appropriant à flots toute une vitalité nouvelle, Ç'est, en un mot, toute l'économie excitée à réaliser un effort qui élève sa puissance, et à ramener vigoureusement aux lois de la vie normale les actes sécréteurs, assimilateurs et excréteurs. Voilà ce que c'est que la douche » (1).

---

(1) E. Paz. Gymnastique raisonnée. Paris, 1876.

En somme, rien de plus innocent et de meilleur qu'une douche prise le corps en sueur. Et beaucoup de personnes qui parlent mal des douches par préjugé et par oui-dire, deviendraient fanatiques de la douche, dès l'instant qu'elles auraient constaté le bon effet et la délicieuse sensation d'une première. Mais voilà, le tout c'est de se décider... et la décision n'est pas le propre de tous les caractères.

La température de l'eau de la douche doit être assez basse. Elle doit être de 8 à 10 degrés centigrades (Fleury).

La hauteur du jet d'eau peut varier. Dans les gymnases ordinaires la pomme de la douche est placée à environ cinq mètres du sol. Chez Pressnitz, la hauteur du jet d'eau était de 18 pieds. Dans l'établissement hydrothérapique de Fleury, à Bellevue, la chute de l'eau était de dix mètres.

La durée de la douche varie entre 1 et 5 minutes. Très rarement elle peut être portée jusqu'à 10 minutes.

En somme la durée de la douche doit être proportionnelle à la force de réaction du sujet.

Si la douche était trop longue, la réaction n'aurait pas lieu ; si elle était trop courte la douche serait inefficace.

On appelle réaction cette élévation de température qui suit la douche lorsque le sang qui avait été primitivement chassé de la périphérie vers le centre, revient avec une plus grande force du centre vers la périphérie.

Une douche trop courte n'a jamais d'inconvénient ; une douche trop longue peut être dangereuse.

L'eau froide projetée avec force sur le corps excite les vaisseaux à résorber les liquides qui les congestionnent ; elle produit des effets surprenants dans les engorgement lymphatiques, mais à la condition expresse que la réaction soit promptement assurée et augmentée à l'aide d'énergiques frictions. L'hydrothérapie est le meilleur des fondants. (Valleix). L'hydrothérapie est le meilleur des résolutifs. (Fleury).

A la suite d'une douche la respiration est plus large, plus facile, le *douché* se sent plus fort, plus agile, plus dispos, plus content de lui-même et il ne tarde pas à ressentir les premières atteintes de la faim.

L'action nutrimentive des douches est incontestée. Voici deux expériences qui le prouvent surabondamment : « Si l'on introduit dans le rectum une mèche enduite de pommade de belladonne et que l'on administre une douche, l'action de la belladone sur la pupille et son goût à la bouche se font tout de suite sentir ; cette action ne se produit pas si l'on ne prend pas la douche. Administrez une substance colorante qui passe facilement dans les urines et donnez une douche excitante. Vous constatez immédiament la présence de la substance colorante dans l'urine. Que la douche ne soit pas donnée, le passage sera plus tardif. » (Fleury).

La douche exerce une action reconstitutive sur la masse du sang en même temps qu'elle en exerce une excitatrice sur la circulation, la respiration, l'innervation, les sécrétions.

La première douche à administrer à un commençant sera la douche en jet latéral ; plus tard on administrera les douches en pluie. Ce ne sera que plus tard, quand le corps sera familiarisé avec celles-ci, c'est-à-dire lorsqu'il en aura supporté un assez grand nombre,(une centaine environ) que l'on pourra s'administrer la douche en colonne descendante.

La douche en jet à une action de percussion et de réfrigération persistante. La douche en pluie à une action générale de réfrigérence. La douche verticale en colonne refroidit encore davantage et ne saurait être supportée que par un organisme déjà *entraîné* : elle pourrait être dangereuse pour quelqu'un qui n'aurait pas encore acquis l'habitude, voire même pour quelqu'un qui l'aurait acquise, cette habitude, mais chez lequel la réaction serait paresseuse.

Les douches doivent être suivies de massage ou de frictions très énergiques faites soit avec du drap mouillé, soit avec une serviette sèche. Cette précaution sera ordonnée surtout pour les lymphatiques, les anémiques, les faibles pour tous ceux enfin pour lesquels il serait à craindre que la réaction ne se fît pas assez bien ou ne se fît pas du tout. Les commençants aussi devront s'astreindre au massage. Plus tard lorsque la peau est devenu lisse, turgide et ferme, lorsqu'elle ne tremblotte plus au choc de la main on peut se passer de massage mais on doit continuer de se frictionner le corps avec une serviette sèche pour se l'essuyer complètement. Plus tard même on peut ne plus se frictionner et même ne plus s'essuyer, si l'on veut longtemps se sentir la peau fraîche. Et alors on se douche aussi facilement que l'on prend un vulgaire bain froid.

Une excellente coutume que nous recommandons en connaissance de cause pour l'avoir longtemps pratiquée, c'est celle qui consiste à exécuter une *série* de massues, après la douche et avant de s'habiller. En hiver, c'est très commode pour s'sssurer une prompte et délicieuse réaction.

Rien n'est meilleur que l'usage des douches — même en plein hiver — pour raffermir une constitution et l'aguerrir contre le froid. C'est une indication capitale et à laquelle il faut toujours recourir lors que l'on veut amender, améliorer la force de résistance d'un prédisposé à la tuberculisation.

Mais il y a plus. Ici, sortant du cadre que nous sommes tracé, nous prenons la liberté d'ouvrir une parenthèse et de faire une incursion qui, du reste, ne sera pas longue dans le domaine du traitement curatif.

L'hydrothérapie par les douches peut rendre des services non seulement dans la prophylaxie de la tuberculose mais encore dans le traitement curatif de cette maladie. Ecoutons parler les maîtres en hydrothérapie, ceux qui ont fait de leur vie un long sacerdoce consacré à l'étude de ces intéressantes questions.

Voici Beni-Barde : « Quand la phthisie pulmonaire n'est qu'à l'état de soupçon, il n'y a pas à hésiter, et l'on peut — *sans témérité* — entreprendre un traitement hydrothérapique. On n'en peut retirer que du profit si la maladie est susceptible de guérir, et on ne court aucun risque d'accélérer le processus morbide s'il s'agit d'une véritable tuberculisation pulmonaire. Dans certains cas, du reste, les malades qui ont essayé ce traitement le réclament avec insistance, et il est difficile de leur refuser l'emploi d'une médication qui les soulage et leur donne des forces.

Forcé de céder à des désirs si légitimes, il importe de savoir comment le médecin doit appliquer l'hydrothérapie. C'est aux applications excitentes qu'il faut avoir recours en ayant soin de ne pas demander à l'économie un trop grand travail de réaction. La douche mobile généralisée, froide et très courte nous semble le procédé le meilleur à employer à cet effet. Il faut savoir limiter l'action thérapeuthique à une simple excitation ayant pour effet de réveiller les fonctions digestives, d'augmenter la nutrition d'éviter toute fluxion interne, et de relever progressivement les forces de l'organisme.

Ces effets salutaires sont en général produits assez rapidement, et il n'est pas rare de voir une améliorations apparaître au bout d'un mois de traitement. Quand, après cette époque les accidents persistent malgré l'emploi rationnel de l'hydrothérapie on peut renoncer à cette médication. L'expérience nous a appris que, dans ces cas, la maladie était rebelle à l'influence médicatrice de l'eau froide et qu'elle suivait la marche fatale (1).

Mais Fleury, plus que Beni-Barde, animé d'une foi robuste dans l'excellence de cette manière de traiter la phtisie va plus loin dans ses affirmations et cite des succès qu'il a obtenus dans des cas constatés de phtisie parvenue à une période avancée.

Nous citons Fleury : « L'hydrothérapie par son action révulsive, tonique, reconstitutive peut être fort utile dans les cas de phthisie confirmée en combattant la congestion pulmonaire, en modifiant le sang, en maintenant l'intégrité des fonctions digestivés, en prévenant les sueurs, la diarrhée, la fièvre, en localisant la maladie, en un mot, et en donnant à l'économie la puissance nécessaire pour résister à la lésion du poumon et pour attendre la cicatrisation des cavernes, si celle-ci doit s'opérer.

Pour Fleury, les douches froides de 10 secondes à 1 minute, exercent sur les phtisiques une action locale et une action générale.

Action locale. — Elle prévient, ralentit ou interrompt le travail de ramollissement des tubercules pulmonaires ; elle

____

(1) Beni-Barde. Hydrothérapie, p. 870.

diminue ou tarit même complètement la sécrétion des cavernes; elle diminue, par conséquent la toux et l'expecto-
toration, ou les supprime même entièrement; elle rend
les hémoptysies, lorsqu'il en existe, moins fréquentes et
moins abondantes, ou les fait cesser complètement.

Action générale. — Elle prévient, diminue ou supprime
la diarrhée, les sueurs, les fièvres symptomatique ou
hectique, elle maintient, améliore, ou rétablit l'exercice
des fonctions de digestion et d'assimilation.

En hydrothérapie, la parole de Fleury fait autorité et il
dit :

« *Jamais* entre nos mains, le traitement hydrothérapique
appliqué aux phthisiques n'a produit le plus léger accident;
*toujours il a produit une amélioration plus ou moins notable
et plus ou moins prolongée.* » (1).

M. Peter qui admet aussi la possibilité du traitement curatif de la tuberculose par l'hydrothérapie, M. le professeur
Peter, dans certains cas, préfère, à celui des douches, l'u-
sage des lotions froides.

M. Peter « qui n'aime brutaliser ni les gens, ni leur
peau » conseille une véritable diplomatie thérapeuthique
pour conduire graduellement le malade jusqu'à la lotion
froide. Elle est telle : Pour commencer, des frictions sèches
pratiquées matin et soir sur toute la peau pendant au
moins cinq minutes ; puis lorsque le malade est apprivoisé
avec la friction sèche, la friction additionnée d'un stimulant
quelconque, mais liquide, alcoolat de mélisse, eau de Co-
logne, vinaigre aromatique, beaume de Fioraventi ou plus
simplement alcool grossier; mais toujours avec une pièce

---

(1) Fleury. Hydrothérapie, 3ᵉ édit., 1866. Paris, p. 893 à 902.

de flanelle en tampon. « C'est ainsi que vous parviendrez,
à la friction au linge mouillé d'eau froide ; une serviette un
peu rude, trempée dans d'eau froide, puis tordue, y suffit.

La lotion est préférable à la douche, en ce sens qu'elle
est d'une pratique plus aisée, qu'on peut la faire à la maison, comme on veut, sans frais. »

Ailleurs M. Peter sanctionne les dires de Fleury après
les avoir controlés. « Il n'y a pas d'exagération, écrit-il,
dans ce que Fleury nous dit des bienfaits de l'hydrotéra-
pie. »

Et, après avoir cité les observations les plus probantes à
l'appui de ses opinions personnelles et de celles de Fleury,
M. Peter s'écrie, en un passage de ses exquises Leçons de
fine clinique : « Ce ne sont pas là, messieurs de vains pa-
radoxes, mais des faits : Néanmoins je sais trop combien
l'idée semble contradictoire de momentanément refroidir
des malades qu'habituellement on couvre trop, pour
craindre qu'on ne fasse à ce sujet des tentatives imprudentes ou qu'on ne commette des excès périlleux. Ce que
j'espère au moins, c'est qu'on veuille bien essayer de faire
fonctionner la peau un peu plus et un peu mieux ; c'est
que, si l'on ose conseiller les lotions froides, on préconise
les frictions sèches ou même les frictions aromatiques.
Ce sera toujours cela de gagné ; j'aurai prêché le plus pour
avoir le moins (1). »

Nous venons de voir que l'hydrothérapie peut arrêter
dans sa marche et guérir une phtisie déjà parvenue à une
phase avancée de son évolution. S'il est juste de croire
que ce qui peut le plus peut le moins il est permis de pen-

---

(1) Peter, Clinique, t. II, p. 502 à 509.

ser que la première prédisposition à la tuberculose peut être avantageusement combattue par les douches.

Encore mieux peut-on penser qu'il est possible, par une gymnastique et une hydrothérapie raisonnées et associées, de prévenir à jamais l'éclosion de la tuberculisation pulmonaire chez un individu prédisposé à cette maladie.

Nous répétons — à quelque chose répéter est bon — nous répétons pour finir ce chapitre, *que la douche doit être prise le corps en sueur, et préférablement lorsque cette sudation est obtenue à la suite de violents exercices de gymnastique.*

G. *Exercice de la rame.* — Chaque fois que le rameur, d'abord courbé sur l'aviron, se redresse en arrière en même temps qu'il relève sa rame, il se remplit le poumon d'une immense quantité d'air. Cette quantité d'air est supérieure à celle nécessaire à la respiration normale : elle est destinée non seulement à remplacer la quantité d'air expirée, mais encore à remplir plus complètement les cellules du poumon afin que le phénomène de l'effort de tirer la rame soit plus énergique et par conséquent communique une plus grande impulsion à l'embarcation. De plus, l'air aspiré en si grande quantité est toujours de l'air pur : c'est tantôt de l'air marin, tout saturé des vivifiantes senteurs de l'Océan, tantôt de l'air des fleuves et des lacs, tout chargé des balsamiques senteurs ou des délicieuses effragrances que fleurent les arbres des forêts voisines.

« Dans l'exercice de la rame, tous les muscles des membres supérieurs comme ceux de la poitrine, sont les premiers mis en réquisition ; puis successivement ceux du tronc et des membres inférieurs, voila pour l'acte musculaire ; mais ce qu'il en résulte de bienfaits pour l'ampliation de la poitrine et consécutivement des poumons est-il besoin de le dire ? » (Peter).

Aussi les rameurs sont-ils pourvus d'une large poitrine dans laquelle fonctionnent de solides poumons.

C'est un exercice à conseiller aux prédisposés à la tuberculose qui habitent sur les bords de la mer ou près d'un cours d'eau navigable que celui de la rame. Dans certains cas même de phtisie confirmée, l'exercice de la rame, pris chaque jour avec modération, peut améliorer l'état du malade. (Rush. Peter).

H. *La chasse.* — Combien salutaire sera cet exercice pour un jeune homme chez qui la puberté s'établit ! Par la vertu de la chasse les amollis et les efféminés seront endurcis aux fatigues, les faibles deviendront vigoureux, les vigoureux seront détournés d'autres passions dangereuses ou malsaines.

Pour empêcher aux jeunes gens précoces de se livrer prématurément aux plaisirs de l'amour on devra leur ordonner la chasse à pied.

La chasse guérit de l'onanisme et l'onanisme, on le sait, prédispose fort à la tuberculisation. Conseillez donc de chasser à ceux qui sont atteints de ce vice odieux. Surmené de fatigue, brisé par une journée d'émotions multiples et diverses, le soir, le jeune chasseur prédisposé héréditaire, onaniaque ou mal bâti, ne pensera qu'à gagner son lit où un sommeil lourd, profond, réparateur, clora vite sa paupière jusqu'au lendemain matin.

Rêves érotiques, excitations des organes génitaux avec la main, pollutions nocturnes, tout cela est conjuré par la fatigue que cause une journée de chasse.

La chasse, exercice qui a lieu en pleine forêt et le matin,

au moment du réveil des plantes, où la nature est en fête, et où — fait capital — il se fait un immense dégagement d'oxygène, la chasse est un exercice éminemment corroborant.

Les jeunes gens qui peuvent se livrer à cet exercice ne doivent jamais manquer de le faire. Au lieu de combattre la passion cynégétique chez son fils, le père de famille fera tout, au contraire, pour la lui inspirer. Que son fils soit plutôt un chasseur enragé qu'un joli dameret. Si ce fils est prédisposé à la tuberculose, le père de famille doit à chaque instant lui rappeler qu'il y va de sa vie de préférer cet exercice viril, ce plaisir de mâle, à la vanité de paraître un gentil damoiseau.

I. *Lecture à haute voix.* — *Phonascie.* — Nous avons dit déjà que, dans la seconde enfance, la lecture à haute voix devait être conseillée comme un exercice nécessaire au développement régulier des organes respiratoires. D'une façon générale, la lecture à haute voix et la déclamation doivent être prescrites aux jeunes gens, et, en particulier. à ceux dont la poitrine est faible. Ces exercices développent la voix, fortifient la poitrine et donnent plus d'ampleur à la respiration.

« L'illustre D\ Lallemand a remarqué, dans une longue et savante pratique, qu'aucun des chanteurs et cantatrices qu'il avait soignés n'étaient phtisique (1). Il attribue cette sorte de privilège à l'exercice vigoureux et constant des organes de la voix, que leur imposait leur profession. Par suite du même principe, le D\ Lallemand a raffermi beau-

______

(1) Laisné. Gymnastique pratique, préface par Barthélemy-Saint-Hilaire, p. XIX.

coup de poitrines faibles en ordonnant des lectures à haute voix. »

Disons en passant, que depuis Laisné le chant est devenu partie intégrante de la gymnastique en France. C'est à M. Barthélemy Saint-Hilaire qu'il faut rapporter l'honneur de cette utile innovation.

J. *Danse*. — C'est particulièrement aux sédentaires, à ceux qui sont assis tout le jour ou qui se livrent à un travail intellectuel exagéré que cet exercice convient.

L'exercice de la danse, qui est à la fois fatigant et agréable, doit convenir surtout aux lymphatiques, à ceux dont les mouvements sont lents, lourds et difficiles, dont les chairs sont molles, et ont besoin d'un exercice qui fatigue en même temps qu'il excite l'amour-propre.

Nous avons déjà dit, avec Rémy et tous les hygiénistes, que la danse ne devait pas avoir lieu dans les appartements; en plein air, elle devient un bon exercice si on s'y livre avec modération. Nous disons avec modération, car Hallé affirme que l'on ne devient beau danseur qu'au détriment de ses facultés intellectuelles.

N'ayant aucune expérience en la matière, nous sommes bien forcé de tenir pour vraie l'opinion de Hallé — jusqu'à preuve du contraire.

Les personnes qui se livrent à la danse devront toujours alterner cet exercice avec un autre qui développe spécialement les muscles du tronc et des membres supérieurs, tel que la boxe ou l'équitation. Cette condition est capitale : il n'est que trop vrai que le danseur a les mollets développés, mais s'il est amateur exclusif de la danse, il a toujours la poitrine très étroite.

En somme, la danse n'est pas absolument pour être pros-

crite ; seulement, il ne faut pas qu'elle conduise ni à l'efté-
mination de l'homme, ni à un état chlorotique et nerveux
de la jeune fille : en ce cas, elle serait plutôt pernicieuse
pour l'un et l'autre sexe.

Alimentation. — Buffon, Pagliani, Quetelet, Broca, Bowditch, ont prouvé que les grandes croissances du corps
avaient surtout lieu au moment de la puberté.

Pour croître, la première condition est de se nourrir.
Aussi, tout le monde connaît cette espèce de faim-vall
qu'éprouvent les enfants vers cet âge. Il serait très imprudent, pour ne pas dire souverainement coupable, de résister à leurs demandes d'aliments, et de les réduire à la portion congrue.

Que si on les voit demander des aliments à corps et à
cris, c'est que leur organisme en a besoin, non seulement
pour réparer les forces qui se perdent à chaque instant,
mais encore pour que soit augmentée la force de l'individu
qui se transforme. C'est un moment capital, décisif que
celui de la puberté, et où l'adolescent doit être particulièrement bien nourri.

Il faut alors ne lui rien marchander. Repas copieux et
succulents, boissons réparatrices et antidéperditrices, vêtements chauds tout doit lui être prodigué.

Il n'est nullement besoin de lui surcharger l'estomac, de
le gâver de substances peu alibiles ; qne l'on veuille bien se
rappeler cet aphorisme : Ce n'est point ce qu'on mange qui
nourrit, c'est ce qu'on digère. Qu'il mange assez, mais surtout qu'il mange bien. En bonne diététique, l'aliment n'est
rien, le nutriment est tout.

Certes, à la campagne, lorsqu'il se nourrit de lumière,
de soleil et d'air, — ces subtils aliments de la vie, —

l'homme n'a guère besoin d'une nourriture éminemment substantielle pour vivre et croître ; mais à la ville c'est différent.

Le paysan peut se nourrir d'herbages, de laitages, etc. Dans son estomac, la fibrine, la caséine, l'albumine végétale, se transformeront en albuminose, en matière azotée digestible ; mais à la ville, il sera préférable que le jeune homme qui traverse la puberté prenne une nourriture plus animale que végétale.

Les jeunes gens de 13 à 18 ans ont la dent prompte... et ferme. Ce n'est pas en voyant faire un jeune homme de 15 ans que l'on pourrait répéter ce que Tacite dit de Tibère : « Qu'il avait la mâchoire lente, — lente maxillis. »

Les jeunes gens aiment les os. C'est un besoin organique qu'ils ont à satisfaire lorsqu'ils demandent absolument, au grand scandale quelquefois de parents aveugles ou routiniers, à grignoter les os qui accompagnent la viande qu'on leur sert. L'adolescent aime manger l'os pour s'approprier l'osséine, et la gélatine, et les phosphates que cet os contient. Il veut nourrir ses os de l'os de l'animal. Et il a raison. Au moment de la croissance la diaphyse des os longs «s'allonge, — l'allongement a lieu tout près des épiphyses» (Robin), — les cavités des os courts se creusent davantage, la substance osseuse se fait rare par le fait du travail d'expansion qui s'accomplit ; il faut des aliments, il faut des matériaux pour étayer cette charpente humaine qui s'élargit, qui se durcit, qui devient compacte, et cette fois pour toujours.

C'est donc à tort que certains parents, plus épris de l'étiquette que ménagers de la santé de leurs enfants, leur refusent la permission de grignoter un os.

De même que la bonne soupe, le bon bouillon est un aliment qui nourrit bien. Chargé de toutes les parties constituantes de la viande, le bon bouillon, nous entendons le bouillon concentré, le bouillon chargé d'osmazôme, le bon bouillon est de la viande liquide.

Mais il faut se garder de faire manger le bouilli aux enfants. Le bouilli est un mauvais aliment, encombrant inutilement l'estomac qu'il ne nourrit point. Le bouilli, résultat peu alibile du bouillon, doit être rejeté de l'alimentation.

Lorsque la puberté s'est établie, et que le prédisposé à la tuberculose a repris, avec une persévérance et une ardeur nouvelles, les exercices physiques auxquels nous voulons qu'il soit toujours soumis, il devra suivre un régime alimentaire très azoté.

Certes, quand on lui fait faire de la gymnastique ou de l'escrime, de la boxe ou de l'équitation, de la savate ou de la natation, qu'on le fait râmer ou qu'on l'envoie chasser, on doit le nourrir, et le nourrir sainement et fortement.

L'alimentation sera substantielle, variée, mais les substances animales en constitueront la base : les viandes rouge et noire, et les œufs et le lait.

Le lait surtout, le lait sous toutes ses formes : fromage, beurre, crème, potage au lait, mais principalement le lait chaud et écumeux, le lait frais tiré du pis de la vache, et qu'il fait si bon de boire même lorsqu'on est bien portant.

Amédée Latour a préconisé l'usage du lait fortement additionné de sel. M. Bouchardat prise beaucoup ce mode d'administration du lait.

Certains poissons ne sont pas à dédaigner. Le merlan, la sole, la morue, par exemple, sont de la bonne nourriture. Leur chair est aussi nutritive que la plupart des viandes blanches, et de beaucoup plus digestible que celle du porc. La viande de porc, éminemment malsaine, du reste, est une viande dont nous déconseillons formellement l'usage.

Il est une substance à la fois aliment et médicament qui peut rendre de précieux services si elle est bien administrée, et en temps opportun : nous avons nommé l'huile de foie de morue, ce type des réparateurs.

« L'huile de foie de morue est une substance complexe. Outre l'oléine et la margarine qui font partie de presque tous les corps gras, elle renferme du chlore, du brôme, de l'iode, du soufre, du phosphore, dans des combinaisons encore inconnues ou mal définies. On pense que le phosphore s'y trouve à l'état de phosphate de chaux, le soufre à l'état de sulfate, et les autres métalloïdes à l'état de chlorures, de bromures, d'iodures (1). »

« L'huile de foie de morue rend des services importants dès le début de la phthisie (2). »

« Le type des médicaments antagonistes de la maigreur est l'huile de foie de morue. Elle n'est acceptée que dans la période initiale et dans les formes apyrétiques de la maladie tuberculeuse (3). »

Mais laissons de côté le rôle de l'huile de foie de morue comme médicament, pour ne nous occuper de cette substance qu'en temps qu'aliment.

C'est surtout en hiver que l'on doit se nourrir d'huile de foie de morue. En cette saison, les aliments de calorification, dont l'huile de foie de morue est le type, font le plus

---

(1) Rabuteau. Thérapeutique, p. 376, 1877.
(2) Trousseau et Pidoux. Thérapeutique, p. 374, 1878.
(3) Peter. Clinique, 554.

grand besoin à l'économie. Pour les hommes des pays froids, c'est déjà un besoin ; pour les hommes des pays chauds, qui viennent habiter les pays froids, c'est une nécessité. Pour plusieurs, ce sera même plus qu'une nécessité : ce sera une indispensabilité.

L'huile de foie de morue brune est la meilleure, tout en n'étant pas aussi repoussante d'aspect et de goût que la noire, elle est chargée de plus de principes que la blonde.

Voici comment M. le professeur Bouchardat recommande de prendre l'huile de foie de morue : « C'est au déjeuner qu'il convient de l'administrer et au milieu du repas. On place sur la langue une partie de sel, puis on avale rapidement une cuillerée d'huile, on mâche une croûte de pain, puis on se rince la bouche avec quelques gorgées de vin pur ou de café, et l'on continue son déjeuner (1). »

Pour masquer le goût de l'huile de foie de morue, les Anglais ont recours à un mode d'administration encore plus diplomatique, — si nous pouvons ainsi parler. Il est tel : « On met dans un verre une sorte de vin d'oranger ou de curaçao, on en barbouille l'intérieur du verre, puis les bords et l'extérieur du verre auprès des bords ; enfin, on verse l'huile. Lorsque le malade boit, il commence donc par appliquer ses lèvres sur cette liqueur sucrée et aromatique, puis vient l'huile qui, n'adhérant pas au verre qui est mouillé, glisse facilement, et enfin la liqueur d'orange sucrée qui, plus lourde, arrive la dernière et fait disparaître de la bouche la saveur de l'huile (2). »

Une condition indispensable à la digestion de l'huile de

---

(1) Bouchardat. Tuberculose pulmon., in Annuaire de thérap., 1861, p. 93.

(2) Trousseau et Pidoux. Eod. loc. cit., 382.

foie de morue c'est que celui qui en fait usage doit se livrer à un exercice journalier plutôt violent que modéré. Plus il sera violent, mieux cela vaudra. L'huile sera ainsi brûlée et au plus grand bien de l'organisme.

Une autre condition tout aussi importante que la sus-dite s'est qu'il faut suspendre toutes les trois semaines l'administration de cet aliment liquide et laisser s'écouler une semaine, au moins, avant d'en reprendre l'emploi. Cette semaine de repos accordée à l'estomac a pour but de laisser aux chylifères le temps de se dégorger d'une certaine quantité d'huile non encore absorbée et qui, sans cela, entraverait l'assimilation de l'huile que l'on pourrait ingérer plus tard.

La chose qui importe le plus c'est que c'est aliment soit utilisé. En administrant l'huile de foie de morue, comme nous l'avons ci-dessus dit on aura rempli une indication capitale que nous trouvons ainsi formulée dans Bouchardat : « Pour prévenir la tuberculisation pulmonaire il faut prescrire l'utilisation la plus large possible de la calorification, eu égard au poids vif et aux besoins de l'économie (1).

Alcool. — Il est reconnu aujourd'hui que l'alcool modère le mouvement de la nutrition. A l'excitation factice qu'il cause, succède une phase de dépression ; à la chaleur momentanée que détermine son ingestion succède un léger abaissement de la température du corps, à l'accélération passagère de la température qu'il produit succède presque immédiatement un ralentissement notable de cette importante fonction.

Quant aux petits verres pris entre les repas nous les

_____

(1) Bouchardat. Supp. à l'Annuaire de thérap., 1861, p. 101.

proscrivons absolument. Ainsi vermouth, absinthe, bitter, curaço, kummel, etc. et tous les autres apéritifs doivent être également défendus. D'une façon générale, en dehors du vin, la prohibition de toute boisson fermentée sera la règle. Dès l'instant qu'on franchit le cercle tracé par cette règle de saine diététique on s'achemine à grands pas vers l'alcoolisme. De petits verres en petits verres on finit par laisser sa santé au fond du verre d'absinthe. C'est le cas ici ou jamais de prêcher le plus pour obtenir le moins et de rappeler aux jeunes gens que l'alcool, cette substance pernicieuse, que Bouchardat appelle *le père de tous les maux* » est le pire de leurs ennemis. Ennemi des fonctions génitales, ennemi des fonctions intellectuelles, ennemi de la force physique ! Ennemi d'autant plus dange-reux et dont il faut d'autant plus se défier qu'il se présente à nous sous les plus brillantes couleurs, sous les formes les plus gracieuses et les plus sémillantes, sous les appa-rences les plus séductrices, les plus captieuses, les plus tentatrices.

Le tabac. — Encore un ennemi de l'espèce humaine ! Le tabac est une substance qui rivalise d'ardeur avec l'alcool pour affaiblir l'homme et sa descendance. Jusqu'à un cer-tain point, on comprend que l'homme, trompé par l'éner-gie factice qu'il se sent après l'ingestion d'une forte dose d'alcool, puisse croire qu'il existe une vertu dynamisante dans cette liqueur. On est alors presque tenté d'excuser le buveur que personne n'a éclairé, le buveur ignorant. Mais rien n'excuse le fumeur.

« L'usage du tabac ne répond à aucun besoin naturel ; la nécessité de l'expuition continuelle outre ses effets nuisibles sur la santé est repoussante ; la fumée du tabac corrompt la

beauté physique, car son usage journalier jaunit les dents,
leur donne une teinte disgracieuse ; enfin, ce qui doit par-
dessus tout faire rejeter l'habitude de fumer, c'est l'odeur
que contracte l'haleine, odeur persistante, bien autrement
repoussante que celle du tabac lui-même, et qui fait que
l'on reconnaît un fumeur dès sa première parole (1). »

Aux yeux des gens du monde le tabac passe pour n'exercer aucune influence fâcheuse sur la santé. C'est là une
grave erreur. Erreur qui, malheureusement, est propagée
par beaucoup de médecins lesquels sont gens du monde,
sur ce point

Le tabac est un véritable poison pour les pneumogas-
triques (Péter). Cela veut dire qu'il agit à la fois sur les
poumons, le cœur et l'estomac et qu'il occasionne de sérieux désordres dans ces trois organes si importants.

Tous les hygiénistes, et pour ne citer que les plus illustres, Michel Lévy, Bouchardat et Becquerel, ont pro-
scrit ou déconseillé l'usage du tabac.

Le tabac provoque une foule de méfaits dont les moins
graves sont: la perte de l'appétit, la salivation abondante
ou la sécheresse de la bouche et l'abolition de la sensibilité
du goût.

En outre, cette substance vénéneuse détermine la pa-
résie des tuniques musculaires de l'estomac et par suite l'a-
norexie et la dyspepsie flatulente.

Sur les poumons, le tabac détermine depuis la simple
toux jusqu'à l'asthme bronchique ; sur le cœur depuis les
palpitations cardiaques jusqu'à l'angine de poitrine.

Fumé avant le repas, le cigare rend l'appétit lent et pa-
resseux ; fumé après le repas, la digestion devient labo-

---

(1) Littré et Robin. Dict. de méd., p. 1557, art. Tabac.

rieuse et même impossible. Cela chez le jeune fumeur, chez
le commençant.

Chez le fumeur endurci les choses se passent autrement
Pour celui-ci, il lui faut fumer toujours, fumer sans cesse,
sans quoi toutes ses facultés lui refuseraient leur service ;
le tabac est devenu pour lui un excitent indispensable, sans
lequel il resterait impotent de son intelligence.

Mais il y a plus. Chez le jeune homme qui grandit, l'u-
sage du tabac qui d'ailleurs mène immédiatement à l'abus
— le simple usage n'est-il pas déjà un abus? — chez le
jeune homme qui grandit le tabac peut causer des dégâts
encore plus considérables.

En effet, le tabac entrave l'accroissement des jeunes sujets, amène une virilité prématurée et une véritable dé-
gradation physique. Cette opinion est pleinement démontrée par les observations qu'a recueillies Richardson et
confirmée par un grand nombre d'hygiénistes et de médecins.

Il est certain que bien des jeunes gens de dix-huit, vingt,
vingt-cinq ans sur le front desquels se lit déjà la plus
grande décrépitude intellectuelle et physique en ont été
conduits là par le tabac, l'alcool et le libertinage.

Sinistre trinité dont un seul des termes suffirait pour
remplir le monde d'énervés, d'impuissants, de tuberculeux
et de fous!

VÊTEMENTS. — Le choix des vêtements est une question
plus importante qu'on ne le veut croire ordinairement. Il
n'est pas seulement nécessaire de se livrer à de violents
exercices et de se nourrir surtout d'aliments de calorification pour que la chaleur intérieure se maintienne toujours

constante, il faut encore que les vêtements empêchent la déperdition de cette tant précieuse chaleur.

Ce n'est pas à dire pourtant qu'il faille se couvrir le corps d'un grand nombre de pièces d'habillement.

En été, et dans les pays froids, le vêtement doit être léger, dans les pays chauds, il doit l'être toujours. En hiver, et dans les pays froids, le vêtement doit être souple et chaud sans être trop épais.

D'après les expériences de Rumford, il est établi que l'on se refroidit d'autant moins vite que les tissus qui nous couvrent offrent plus de laxité, de mollesse et d'épaisseur.

Les vêtements de laine sont mauvais conducteurs du calorique, c'est-à-dire qu'ils emmagasinent plus de chaleur et la perdent plus difficilement que les tissus dont la trame est serrée, tels que : la soie, le coton ; voilà pourquoi ils doivent servir préférablement à ces derniers à la confection des vêtements d'hiver.

Il faut énergiquement se prononcer contre la tant malencontreuse coutume qu'ont contractée les personnes du sexe beau de porter des robes décolletées pendant la saison rigoureuse.

Les robes montantes, les pèlerines, les châles et les fichus n'ont été si merveilleusement tissés que pour recouvrir entièrement la poitrine, les épaules et la gorge de ces belles imprudentes.

Il est extrêmement dangereux à la fin d'un bal, d'une soirée, d'un concert, d'un spectacle d'en sortir le cou nu et de l'abandonner à la morsure du souffle de la nuit.

Ce n'est pas impunément qu'il lèche ces gracieuses et fraîches épaules : il les caresse, mais c'est pour les flétrir.

« Quels tristes lendemains laisse le bal folâtre
« Adieu, parure, et danse, et rires enfantins !
« Aux chansons succédait la toux opiniâtre,
« Au plaisir rose et frais la fièvre au teint bleuâtre
« Aux yeux brillants les yeux éteints » (1).

Les jeunes personnes dont la constitution est mauvaise, qui s'enrhument facilement ou qui, quoique vigoureuses, ont eu des antécédents tuberculeux dans leur famille feront bien de méditer sur ces cinq vers du poète et de les avoir toujours présents à la mémoire.

C'est une excellente habitude à prendre et à garder que celle qui consiste à toujours porter un gilet de flanelle. L'application de la flanelle sur la peau en éveille la sensibilité, active les sécrétions et détermine un mouvement analogue dans toutes les parties de l'organisme qui sont en rapport avec elle.

A ce point de vue on doit conseiller aussi le port du caleçon de laine. Les chaussettes en hiver seront plutôt en laine qu'en coton. En toute saison il est bon de porter des chaussures solides et amples qui tout en n'alourdissant pas la marche permettent la libre circulation du sang dans le pied.

Le corset. — En hygiène rigoureuse, le corset ne devrait être permis qu'aux femmes d'un certain âge ; mais pour la jeune fille pubère ou nubile de même que pour la jeune femme le corset est une pièce de vêtement dont on devrait proscrire l'usage d'une manière absolue.

Acte vénérien. — C'est une obligation pour un prédisposé à la tuberculose d'être continent jusqu'à l'âge de vingt ans au moins et jusqu'à vingt-cinq ans au plus. Il ne doit

---

(1) V. Hugo. Fantômes. Orientales.

rompre ce long jeûne de sa chair que pour se marier, afin que les rapports sexuels soient réguliers.

Le meilleur système d'éducation physique sera celui dans lequel un régime et les soins convenables fortifieront l'économie en laissant le plus longtemps possible les organes génitaux dans un repos complet ; il ne faut jamais que leur action soit sollicitée avant le terme fixé par la nature : il faut que cette fonction s'établisse spontanément sans aucune provocation physique ou morale. Plus l'imagination des adolescents restera étrangère à ces impressions, plus l'économie aura le temps d'acquérir de la force et de pouvoir pourvoir aux pertes que nécessitera plus tard l'accomplissement du grand acte.

A l'aide des exercices violents dont nous avons plus haut préconisé l'usage, des douches et de la natation le prédisposé pourra escamoter à lui-même le désir du féminin ; si, malgré tout, les besoins charnels criaient trop haut en lui il faudrait lui faire rompre cette abstinence, mais en réglant, en espaçant les rapports sexuels qui lui seraient permis.

Il faudrait alors ne lui permettre que de sages et rares copulations, de vraies copulations déplétives, destinées seulement à faire cesser sa pléthore spermatique.

On ne saurait croire jusqu'à quel point la résorption de cette multitude de petits cerveaux microscopiques qui constituent le sperme, on ne saurait croire combien cette résorption est salutaire et corroborante pour les personnes de faible tempérament. Au contraire leur perte, souvent répétée et faite en grande quantité, amène l'inaptitude aux hautes conceptions et aux grandes idées, la décrépitude intellectuelle et physique la mort de l'intelligence, c'est-à-dire l'abrutissement, puis la mort physique. Et cela chez les forts.

Jugez un peu si les faibles doivent s'abstenir de la femme, cette adorable ennemie de l'homme fort, de la femme qui, comme un vampire, sucera le faible en un rien de temps et l'enverra mourir de phtisie pulmonaire avant qu'il ait eu le temps de s'apercevoir qu'il a senti, qu'il a aimé, qu'il a vécu.

« Il est vraiment triste d'entendre dire par des jeunes gens de 15 à 18 huit ans qu'ils ne peuvent se passer de femmes, et le dégoût que cause cette dépravation ne peut être égalé que par celui de la lubricité d'un grand nombre de vieillards. » (Becquerel.)

Ce sont les jeunes gens des villes, ceux qui vivent dans la mollesse et le désœuvrement et qui lisent les livres excitants qui éprouvent cette maladie morale.

Saint-Benoît adolescent se roulait sur un lit d'épines pour apaiser les désirs de la chair. Point n'est besoin de l'imiter. La gymnastique et les douches : voilà le lit d'épines que nous conseillons à ceux dont la vie est le plus menacée, et qui pourtant, trop souvent, sont loin de vouloir ne convenir par vanité, par fol orgueil ou par ignorance.

Résumons : Nous avons déjà dit que l'une des périodes de maximum d'éclosion de la tuberculose pulmonaire — et aussi la plus meurtrière — était placée entre 18 et 23 ans. Jusqu'à 23 ans donc, sinon 25, le prédisposé à la tuberculose emploiera tous les moyens pour fatiguer son corps et oublier le sexe contraire. D'aucuns nous dirons que nous demandons l'impossible. Qu'importe que l'on sourie ? Notre devoir est de le demander : nous faisons notre devoir.

AÉROTHÉRAPIE. — Dans ces derniers temps, avec son autorité magistrale, M. le professeur Jaccoud a attiré l'attention sur le mode de traitement prophylactique qui consiste dans la respiration de l'air comprimé (aérothérapie) ou dans le séjour de grandes altitudes (climatothérapie).

L'inspiration de l'air comprimé détermine un déplissement plus grand du poumon, suivi d'une rétraction proportionnelle à l'appel exagéré fait à l'élasticité du tissu. (Stembo, Schirmunski, Lazarus.) Par suite, le renouvellement de l'air dans le poumon est plus complet, et l'hématose est activée. (Jaccoud.)

De plus, la pression intra-thorarique qui, normalement, est inférieure à la pression extérieure, s'accroît sous l'influence de l'air comprimé. Cet accroissement de la pression intra-thoracique peut aller jusqu'à faire équilibre à la pression extérieure ; condition éminemment propre à rendre plus active encore la circulation cardio-pulmonaire.

Mais tous ces avantages sont balancés par des inconvénients qui ne laissent pas d'être sérieux. D'abord, il y a la question des appareils destinés au traitement : chambres pneumatiques sans communication libre avec l'extérieur, et dans lesquelles l'air est amené à une pression surnormale ; appareils mobiles, dits appareils transportables, dans lesquels on respire l'air par une embouchure adaptée à un tuyau qui communique avec le cylindre dans lequel cet air est comprimé. (Appareils de Waldenburg et de Schnitzler.)

Les premiers appareils (les chambres pneumatiques) ne peuvent être installés que dans les villes et dans des établissements spéciaux ; les seconds, les mobiles, peuvent encore servir à la campagne, mais le maniement en est quelquefois incommode, ou pour le moins peu facile.

D'ailleurs, dans l'aérothérapie par l'air comprimé, l'inspiration est seule modifiée, l'expiration n'est pas atteinte, ou bien elle l'est très peu (seulement dans la chambre pneumatique).

Inconvénient grave pour le prédisposé à la phtisie hémoptoïque, l'expiration dans ce milieu raréfié des appareils à une action hémorrhagique incontestable tandis que le séjour dans l'air raréfié des montagnes jouit, à cet égard, d'une complète inocuité, — et cette inocuité persiste alors même que la raréfaction de l'air, issue de l'altitude, dépasse de beaucoup celle qu'on obtient dans les machines aérothérapiques.

La prédisposition à l'hémoptysie, qu'elle soit seulement vraisemblable, est une condition d'absolue proscription pour l'aréothérapie dans les chambres pneumatiques.

Enfin l'aérothérapie, qu'elle soit faite à la campagne ou dans les villes à l'aide des appareils, ne paraît guère exercer une action puissante sur l'économie.

Pour toutes ces raisons réunies, et pour celle décisive qu'il faut préférer le traitement général au traitement local, l'hygiène à la thérapeutique, nous n'hésitons pas préférer à l'aérothérapie par les machines, l'aérothérapie naturelle, c'est-à-dire le traitement climatérique, le séjour dans la montagne.

TRAITEMENT CLIMATÉRIQUE. — Nous avons déjà eu occasion de parler des climats d'altitude. (Voir dans les causes externes, à l'article : « ALTITUDE ».)

Les climats d'altitude stimulants et fortifiants sont les

seuls qui confèrent aux indigènes l'immunité absolue ou relative de la phtisie. (Jaccoud.)

Effets généraux. — Le climat d'altitude combat la débilité constitutionnelle et l'hypertrophie par son action fortifiante et stimulante, et par l'activité qu'il imprime à la nutrition générale.

Lorsqu'on quitte la plaine pour la montagne, entre 15 et 19 cents mètres d'altitude et au-dessus, l'abaissement de la pression atmosphérique détermine d'abord une accélération des battements du cœur, accompagnée quelquefois de légers saignements de nez. Ces phénomènes heureusement disparaissent en peu de temps.

Il se produit ensuite un grand afflux de sang à la périphérie, — ce qui occasionne une décharge des viscères; — une turgescence des capillaire cutanés, une coloration rouge-violet des muqueuses supérieures (bouche et langue); « après quelques semaines, la prédominance de la circulation périphérique produit une pigmentation plus forte de la peau ». (Jaccoud.)

Ce dernier phénomène s'observe aussi bien sur les parties découvertes que sur celles qui ne le sont pas. La tête est légère, libre ; la respiration se fait aisément, la puissance locomotrice s'accroît ; les fonctions cérébro-spinales deviennent actives et faciles.

Ces modifications organiques éveillent, chez celui qui les subit, le sentiment de forces nouvelles ; il est plus dispos, plus gaillard, et se sent un entrain pour le travail physique. Le résultat de ces effets est l'augmentation des forces nutritives, la restauration de l'organisme.

Effets locaux pulmonaires. — La fréquence de la respiration au repos est augmentée ; la respiration plus profonde, plus ample. Une ampliation pulmonaire plus considérable est nécessaire dans ce milieu raréfié pour maintenir, dans le poumon, l'air destiné à l'hématose et à nutrition générales. Les régions paresseuses du poumon,— les sommets, — sont ainsi forcés de prendre entièrement part à l'acte respiratoire. Enfin les forces musculaires, qui président à l'ampliation du thorax, sont accrues

« Toutes ces conditions dues au changement de pression dans le milieu respirable, ont pour définitif résultat une gymnastique méthodique, inconsciente, mais régulière et constante de l'appareil respiratoire qui est maintenu sans fatigue au maximum de son activité fonctionnelle. » (1). (Jaccoud.)

Les poumons participant à la diminution de la charge sanguine des viscères, par suite de la grande activité de la circulation périphérique, cette anémie relative de l'organe contribue puissamment à rendre plus heureuse l'influence de la suractivité respiratoire ; elle facilite la circulation pulmonaire, dissipe les congestions préexistantes, et prévient tout mouvement fluxionnaire nouveau.

Erroné est le préjugé qui consiste à attribuer au séjour dans les hauteurs une influence provocatrice sur les hémoptysies. « L'observation a établi ces deux faits : l'absence presque constante d'hémoptysie chez les malades pendant leur séjour ;— la cessation des hémorrhagies chez ceux qui en ont été atteints, même dans les jours qui ont précédé de peu leur arrivée. » (Jaccoud.)

En un mot, les climats de montagnes ont une action générale par laquelle ils assurent la restauration constitu-

---

(1) M. le professeur Jaccoud nous a converti et ramené à l'opinion de Hirsch. Voir l'article « Altitude ».

tionnelle, et une action locale par laquelle ils accroissent au maximum l'activité des fonctions du poumon, tout en maintenant l'organe à l'abri des stases et des fluxions. Ces climats combattent l'hypotropie constitutionnelle, amendent la nutrition insuffisante et l'inertie des poumons, préviennent la congestion pulmonaire, laquelle est l'agent le plus puissant du développement et de l'aggravation des lésions.

Une des maîtresses qualités de l'air des montagnes, c'est la pureté. La sécheresse de cet air fait qu'il devient un milieu réfractaire à ces organismes inférieurs qui pullulent dans l'air des villes et dans celui des vallées humides.

Conclusion, — avec Jaccoud — Le climat des montagnes est, sans réserve, celui de la période prophylactique et de la période initiale de la phtisie pulmonaire.

Les eaux thermales, le lait et le koumys sont d'utiles et précieux adjuvants du traitement climatérique. Malheureusement, jusqu'ici, il n'y a que les *eaux thermales* 'Europe dont les analyses chimiques aient été rigoureusement et scientifiquement faites. D'ailleurs, tous les phtisiologues ne sont pas d'accord sur l'efficacité du traitement thermal.

Tout le monde, au contraire, est d'accord pour vanter le lait et le koumys.

Le lait, nous en avons déjà parlé ailleurs.

Le koumys est le lait fermenté de la jument. Autrefois, on croyait que les juments kirghises seules pouvaient fournir du koumys. Aujourd'hui on a reconnu, — cela depuis les recherches de Biel, — que le koumys peut être fourni par n'importe quelle jument, en quelque pâturage qu'elle vive, et de quelque race qu'elle soit.

Ce n'est pas la patrie ni l'espèce qui est cause : c'est le

genre de vie, c'est la liberté, c'est l'absence de travail.
« Toutes les fois que ces conditions sont réalisées, le lait
de jument, quelle qu'en soit l'origine régionale, diffère de
tous les autres laits par la constitution chimique de sa
caséine qui présente une étonnante similitude avec celle du
lait de femme : cette analogie disparaît si les juments sont
à l'état de domesticité et soumises au travail. » (Jaccoud.)

On a utilisé ces données. En ce moment le koumys s'obtient partout. On en prépare même avec du lait de vache et
du lait de brebis. Le lait d'ânesse est pour être préféré au
lait de vache dans la préparation du koumys. Ailleurs,
nous avons dit quelle similitude presque de composition
chimique il existait entre le lait d'ânesse et le lait de
femme.

Le lait de jument aussi est très analogue au lait de
femme, et comme ce dernier fortement sucré. « Le koumys
qui résulte de la fermentation du lait de jument, est un
liquide d'un blanc bleuâtre, aigre, légèrement alcoolique,
et moussant fortement quand il est mis en bouteille. »
(Peter.)

Le koumys est de digestion facile. Il excite l'activité des
fonctions digestives. Il prévient et combat la dyspepsie.
Par l'alcool qu'il contient, il stimule l'organisme entier.
« Pris à haute dose, il démontre son pouvoir nutritif par
l'augmentation du poids du corps, et son influence sur les
combustions organiques par les modifications de l'urine. »
(Jaccoud.)

En écrivant ces considérations sur le traitement prophylactique de la phtisie pulmonaire par le régime lacté,
nous pensions à notre pays, à Haïti.

Chez nous, on ne boit pas assez de lait de vache ; on boit

exceptionnellement le lait d'ânesse ; on ne boit jamais le lait de jument.

Ce nous est un devoir bien doux à remplir que de dire à nos compatriotes quel excellent koumys ils pourraient préparer avec le lait des juments et des ânesses qui vivent en liberté dans les pâturages de Hinche et du Mirebalais.

Quel délicieux koumys ne serait pas celui de ces vaches du Mirebalais, dont les mamelles sont tant gorgées de lait au printemps, que la marche de ces belles bêtes en devient alourdie !

Et aussi quels *sanatoria* incomparables ne seraient pas pour les habitants des villes plates du littoral tous ces sommets de montagnes, lesquelles élèvent haut dans l'air leurs cimes embaumées par les balsamiques senteurs de nos Conifères toujours verts et outrageusement feuillés?

Faut-il citer les sites de l'intérieur qui conviendraient le mieux? Dans le nord : le morne Laport, le Gros-Morne, et le Piton des Trois-Mamelles ; dans l'Artibonite : la Montagne-Noire, le morne de la Selle et le massif des Cahos ; dans l'ouest : le morne Tonnerre, le Pensezybien, les montagnes des Grands-Bois, le morne Bellevue, le morne Noir, le Fort-Jacques, les monts de la Selle et du Mexique, le morne Piton ; dans le sud : la Vallée de l'Azile, (Moyen et Moriceau), le camp Périn, le camp Prou, — toute la chaîne des monts de la Hotte, enfin. — Nous en passons, et des plus sains.

L'uniformité météorologique, l'absence de poussière, l'action fortifiante de l'air, voilà les conditions qu'on doit chercher d'obtenir dans les climats de montagnes. (Jaccoud). Ces conditions seraient toutes obtenues dans tous ces lieux que nous venons de nommer.

Nous avons déjà dit que, comparée aux autres Antilles, Haïti était beaucoup moins décimée par la phtisie pulmonaire. Nous avons dit le pourquoi. Nous répétons succinctement : Haïti (la Montagneuse — en caraïbe), — la plus haute des Antilles et la plus large, — air pur et moins chaud qu'ailleurs, — terrain granitique abonde, — vastes forêts. Les autres Antilles plus plates, plus basses, ou moins en forêts, ou plus petites, ou plus étroites qu'Haïti. La surface totale d'Haïti est de 5,200 lieues carrées. (Moreau de Saint-Remy.)

Mais, en Haïti, il faut distinguer : 1° La région du littoral — (terrains d'alluvions, terrain marécageux, estuaires, embouchures des fleuves et rivières, estères, etc.); 2° le plat pays (les plaines) ; 3° les parties montueuses, — celles-ci plus nombreuses que les plaines.

Rare dans les plaines, la phtisie est inconnue dans les montagnes. Dans la région du littoral, — ancien premier étage, — les villes de Port-au-Prince, du Cap, des Cayes, de Jérémie, tant par les conditions géologiques et météorologiques particulières à chacune d'elles, que par le genre de vie (commerce, administration, agglomérations d'artisans), fournissent un contingent encore trop fort, à notre avis, à la tuberculose pulmonaire.

Il serait donc à désirer que les prédisposés à la tuberculose, nés dans ces villes, voulussent bien se donner le plaisir d'aller vivre quelque temps, chaque année, dans les montagnes qui les avoisinent.

Les Port-au-Princiens iraient dans les montagnes du Mirebalais ; les Capois ont autour de leur hospitalière cité tant de sites admirables de pittoresque et de charme, que les nommer, c'est les élogier : Bedorret, Camp-Coq, Plaisance, les mornes de Vallière et du Trou, et Dondon, et

Sans-Souci, et le Bonnet-à-l'Evêque ; les Cayens se répandraient sur les côteaux des Platons et sur les sommets des mornes de la Hotte ; les Jérémiens ont les hauteurs de Marfranc, les mornes Macaya et la Cahouane ; les Jacméliens ont à leur choix les Anses-à-Pitres, le Bahoruco et les mornes de la Selle.

Pour nous, qui avons vécu un mois dans les mornes de l'Anse-à-Veau (janvier 1876), nous pouvons vanter en connaissance de cause la vie dans la montagne (1).

Se baigner dès l'aurore dans une rivière aux eaux délicieusement froides et fortifiantes ; monter à cheval, ou chasser, ou pêcher tout le long du jour ; se coucher à neuf heures du soir, éreinté ; se réveiller à cinq heures du matin — et recommencer ; telle est la vie. C'est charmant !

---

(1) Pardon de parler de moi. Je connais le mot de Pascal.

J'ai toujours aimé les paysans et envié leur genre de vie. J'adore la montagne. Est-ce atavisme moral ? Peut-être bien !

Je garde un profond et durable souvenir de reconnaissance aux montagnards et aux montagnes de la Vallée de l'Asile de l'Anse à Veau.— (*Moyen, Moriceau, le Courtois, la Poupée, Nan-Coq*, etc.). Ils me sont amis les uns et les autres, les hommes et les choses, et je les aime comme si j'étais né parmi eux et au milieu d'elles.

J'étais arrivé dans ces montagnes si maigre et si chétif qu'il m'était presque impossible de me tenir à cheval ; lorsque j'en descendis, seulement vingt jours plus tard, à la ville de l'Anse à Veau, j'avais tellement grossi que je ne pouvais plus entrer dans mes habits de ville. Ils craquaient de partout.

Je remercie ici mon excellent ami le Dr Philoxène Zéphyr qui m'avait amené avec lui de Port-au-Prince à l'Anse à Veau.

Les montagnes de l'Anse à Veau ont été mon chemin de Damas. Depuis que je les ai quittées j'ai été converti à l'hygiène. Au moment où j'écris ces lignes, — Paris, mai 1881 — je crève de sang et de santé. Il y a cinq ans, je n'avais guère de santé et j'avais encore moins de sang que de santé.

Un appétit d'enfer. On mange six fois par jour, et on mangerait encore.

Il faut y avoir été pour savoir comme c'est bon.

Les pauvres gens, qui avalent la poussière dans les villes du littoral n'ont pas idée du calme, du bonheur et de la poésie de l'existence dans les montagnes.

Pour qui sait s'y plaire, la montagne c'est le paradis.

Virilité croissante.

A 25 ans pour l'homme, à 20 ans pour la femme, le mariage devient opportun, nécessaire. Vers cette époque de leur vie, les deux facteurs de l'enfant ont atteint la perfection physique voulue pour procréer des produits robustes.

Chez les prédisposés à la tuberculose, surtout pour l'homme, le mariage ne pourra être différé qu'en temps que les exercices physiques ou les occupations intellectuelles donnent un tout autre cours à ses idées que celui des désirs des sens. Quant à la femme, il vaut mieux lui conseiller le mariage, car il hâte l'épanouissement de la jeune fille. Combien de jeunes filles, jusque-là chétives et malingres, deviennent tout de suite après leur mariage de splendides femmes, aux épaules plantureuses et nourries ! Mais de que de soins aussi ne doit-elle pas être entourée ! surtout à l'époque de la grossesse, et encore plus à celle de l'allaitement, — si tant est que le médecin permette qu'elle nourrisse elle-même son enfant.

L'homme ne se marie pas pour que la femme, en lui faisant un collier de ses bras, lui creuse du même coup son tombeau.

« C'est une réligieuse liaison et dévote que le mariage :
voilà pourquoy le plaisir qu'on en tire ce doibt estre un
plaisir retenu, sérieux, et meslé à quelque sévérité ; ce
doibt être une volupté aulcunement prudente et conscien-
cieuse (1). »

Et, parce que la principale fin du mariage est la génération, il ne faut pas non plus que l'alcôve conjugale soit
transformée en un cimetière. Agir ainsi, c'est pécher à la
manière d'Onan : chose encore plus condamnable par l'hygiène que par la morale. Cette exécrable piperie peut causer la tuberculose de l'un et de l'autre coupable.

L'homme de 30 à 35 ans, à moins de raisons majeures,
même s'il n'est prédisposé à la tuberculose, ne doit pas
être seul. Malheur à l'homme seul ! a dit l'ancien.

Jusqu'à l'âge de 35 ans, même marié, le prédisposé à la
tuberculose continuera les exercices physiques auxquels il
a été endurci dès l'enfance.

Passé 35 ans, la phtisie héréditaire est très rare. La raison ? C'est que la lutte pour la vie a déjà purgé le monde
de ces vivants qui en recevant le jour de leurs parents
en avaient aussi hérité de la mort à brève échéance.

Passé 35 ans, la tuberculose acquise est encore à craindre, surtout si elle vient s'enter sur une prédisposition
qu'on avait réussi à endormir.

Mais, l'homme parvenu à ce moment de la vie à sa maturité complète, connaissant les dangers de l'intempérance,
ayant d'ailleurs déjà perdu la fougue des passions et les
printanières illusions, l'homme est censé sage.

Tant pis pour lui s'il se tuberculise alors.

L'homme de 40 ans qui, de gaieté de cœur et sans nul

---

(1) Montaigne. Essais, t. III, chap. xxix.

souci de la dignité humaine, s'adonne à la boisson, au tabac et aux femmes, mène une vie molle, lâche et efféminée, cet homme-là est un être peu utile et peu intéressant.

Il est justement puni si, au fond de la coupe orgiaque, il trouve ce qu'il a cherché : la mort, — cette maladie dont on ne guérit pas.

INDEX BIBLIOGRAPHIQUE

AMOROS. — Manuel de gymnastique et d'éducation physique. Paris, 1832, 2e édition, 2 vol. in-8.

BAUCHET. — Thèse de Paris, 1859.

BAYLE. — Recherches sur la phthisie pulmonaire.

BEAU. — Thèse de concours pour le professorat, 1851.

BEAUCLAIR. —. Quelques vues sur la pathogénie de la tuberculose pulmonaire et la prophylaxie. Montpellier médical, 1874.

BEAUGRAND. — Art. *Manufacture*, in Dictionn. encyclop. des sciences médicales, t. IV, 1871.

BÉHIER. — Recherches sur le traitement de la phthisie pulmon. Bulletin de thérapeutique, 1874.

BENI-BARDE. — Traité théorique et pratique d'hydrothérapie. Paris, 1873, in-8.

BENNETT. — Recherches sur le traitement de la phthisie pulmonaire. Paris, 1871.

BENOISTON (de Châteauneuf). — De l'influence de certaines professions sur le développement de la phthisie pulmonaire. Annales d'hygiène publique, 1831, t. VI.

BENTEJAC. — De la nage sous le rapport de l'hygiène. Thèse de Paris, 1839.

BERGERET (d'Arbois). — La phthisie pulmonaire dans les petites localités. Annales d'hygiène, 1867.

BERTHIER. — Thèse de Paris, 1862.

BERTILLON. — Art. *Acclimatement*. Dictionn. encyclop. des sciences médicales, t. I.

BINEAU. — Nécessité de la gymnastique. Thèse de Paris, 1874.

BOISSEAU. — Histoire de la contagion de la phthisie pulmonaire. Recueils de mémoires de méd. milit., 1869.

BONSERGENT. — Des inconvénients des corsets. Thèse de Paris, 1816.

BOUCHARDAT. — Le travail. Conférences aux ouvriers, t. 421, coll. in-8 Legs Grisolle.

— Prophylaxie de la tuberculose. Supp. à l'Ann. de thérap., 1861.

BOUDIN. — Sur la loi d'antagonisme. Paris, 1843, in Gazette médicale.

— Traité de géographie médicale. Paris, 1857.

— Pathologie ethnique. Annales d'hygiène, 2e série, t. XIII et XIV, 1861-1862.

BOULEY. — Bulletin. Académie de médecine, séance du 17 mars 1868.

A. BOURGEOIS. — Quelle est l'influence des mariages consanguins. Thèse de Paris, 1859.

BOUTEQUOY. — Thèse de Paris, 1854.

H. BOUVIER. — Art. *Gymnastique*, Dictionn. de méd. et de chir. prat., 1832.

BOUVIER. — Etudes historiques et médicales sur l'usage des corsets, in Bull. Acad. méd., tome XVIII, 1853.

BOWDITCH. — De la croissance des enfants. Boston, 1877.

BOUYER. — Considérations nouvelles sur le traitement de la phthisie pulmonaire. Paris, 1875.

C. BROUSSAIS. — De la gymnastique comme moyen thérapeutique et hygiénique, in Annales de méd. physiol., 1827, t. XII.

— Phthisie pulmonaire dans les différents climats.

BRIQUET. — Recherches statistiques sur l'histoire de la phthisie. Revue médicale, 1842.

BROC. — Essai sur les races humaines considérées sous les rapports anatomiques et philosophiques.

BROCHARD (de la Rochelle). — Des bains de mer chez les enfants. Paris, 1864.

BROUARDEL. — Thèse de Paris, 1865. De la tuberculisation des organes génitaux.

CANCALON. — De l'influence pathologique et hygiénique de la puberté. Thèse de Paris, 1839.

CARESME. — Recherches cliniques relatives à l'influence de la grossesse sur la phthisie. Paris, 1866.

CARUE. — Pratique du gymnase de chambre. Paris, 1868.

CASTAN. — Documents pour servir à l'histoire de la contagion de la phthisie. Montpellier médical, 1869.

CHANCEREL. — Histoire de la gymnastique médicale depuis son origine jusqu'à nos jours. Thèse de Paris, 1864.

CHARRIN. — Tuberculose généralisée chez un fœtus de 7 mois 1/2. Lyon médical, 1873.

CHASSAIGNE. — Physiologie de l'équitation, de son application à l'hygiène et à la thérapeutique. Thèse de Paris, 1870.

CHATIN. — De la phthisie des tisseurs et dévideuses à Lyon. Lyon, 1867, in-8.

CHAUFFARD. — Pathologie générale.

CHAUVEAU. — Démonstration de la virulence de la tuberculose par les effets de l'ingestion de la matière tuberculeuse par les voies digestives. Bulletin Acad. de méd., t. XXXIII, 1868.

CHRISTINE. — Considérations générales sur Saint-Domingue. Thèse de Montpellier, 1853.

COLIN. — Etudes cliniques. Paris, 1864.

COLLIN. — Phthisie galopante et tuberculisation aiguë. Archives de médecine, 1874.

COMPIN. — Contagion de la phthisie pulmonaire. Thèse de Paris, 1870.

DALLY. — Régénération physique de l'espèce humaine par la gymnastique rationnelle. Paris, 1848, in-8.

— Gymnastique hygiénique et médicale. Paris, 1850, in-8.

— Cynésologie ou sciences des mouvements dans ses rapports avec l'hygiène, l'éducation et la thérapie. Paris, 1857.

— Sur la nécessité de l'éducation physique. Paris, 1871, in-8.

DALLY. — Art. *Métis*. Dictionnaire encyclopédique des sciences médicales.

DAMASCHINO. — De l'étiologie de la tuberculose. Thèse de concours. Paris, 1872

DAUBENTON. — Leçons professées aux Ecoles normales, t. VIII.

DAZILLE. — Observations sur les maladies des noirs. Paris, 1776, in-8.

AUBIN-DESFOURGERAIS. — De la chasse. Thèse de Paris, 1827.

DESLANDES. — De l'onanisme et autres abus vénériens. Paris, 1835.

POUPÉE-DESPORTES. — Histoire des maladies de Saint-Domingue, 3 vol. in-12.

DEVAY. — Hygiène des familles. Paris, 1858.

— Du danger des mariages consanguins. Paris, 1862.

DONNÉ. — Conseils aux familles sur l'éducation des enfants. Paris, 1864.

DUBREUILH (de Bordeaux). — Influence de la grossesse, accouchement, allaitement sur phthisie pulm. Bulletin Acad. méd., 1851-1852.

DUMESNIL. — Art. *Gymnastique*, Dictionn. de méd. et de chir. prat., t. XVII, 1873.

DUTROULEAU. — Traité des maladies des Européens dans les pays chauds. Paris, 1861.

Janvier.   19

—   Art. Antilles. Dictionn. encyclop. des sciences médicales
    t. V, 1866.

EMPIS. — De la granulie. Paris, 1865.

FLEURY. — Traité pratique et raisonné d'hydrothérapie.

FONSSAGRIVES. — Thérapeutique de la phthisie, 1866.

FORGET. — Thérapeutique générale, 1860.

—   Gazette médicale de Paris, 1843.

FOURNERET. — De la phthisie des tisseuses et dévideuses à Lyon. Lyon
    médical, 1868.

—   Même sujet. Lyon médical, 1870.

FOURNIER. — Théorie du nager de l'homme. Thèse de Montpellier,
    1815.

FUSTER. — Onanisme, 1875.

FOURNIER. — Sur le traitement de la phthisie pulmonaire. Gazette médi-
    cale de Paris, 1865.

GIALUSSI. — Etudes sur les différentes causes de la phymatose pulmo-
    naire. Thèse de Paris, 1869.

GAFFIÉ. — Essai sur l'équitation considérée comme moyen thérapeut.
    Thèse de Montp., 1815.

GENDRIN. — De l'influence des ages sur les maladies. Thèse de con-
    cours. Paris, 1851.

GINET. — Essai sur les moyens propres à prévenir la phthisie constit.
    ou héréd. Paris, 1815, in-4.

H. GINTRAC. — Gazette médicale de Paris, 1843.

—   Notes sur les dimensions de la poitrine dans leurs rapports
    avec la tuberculose pulmonaire. Gazette hebdomadaire, 1862.

—   Recherches sur les dimensions de la poit. dans leurs rapp.
    avec la tub. pul. Bull. Acad. méd., 1871.

SALES-GIRONS. — La phthisie pulmonaire. Paris, 1847.

GRISOLLE. — Pathologie interne, 6e édit., t. II.

GUYON. — Utilité de la natation. In Leçons diverses. Lyon, 1610, in-8.

HALLÉ. — Encyclopédie méthodique. Art. Age, t. I.

HALM. — Journal de médecine, 1843.

HARDY. — Bull. Acad. méd., séance du 14 avril 1868, t. XXXIII.

HÉRARD et CORNIL. — Traité de la phthisie pulmonaire. Paris, 1867.

—   De la phthisie dans ses rapports avec la scrofule. Union
    médicale, 1866.

HIPPOCRATE. — Œuvres complètes, traduction Littré, 1844.

HUFELAND. — Conseils aux familles sur l'éducation physique des en-
    fants.

JACCOUD. — Notes à la clinique de Graves. Paris, 1862.

—   Tuberculose et phthisie, in Leçons de cliniq. méd. de l'hôp. Lariboisière. Paris, 1872.

—   Traité de pathologie interne. Paris, 1878.

—   Curabilité et traitement de la pht. pul. Leçons faites à l'Ecole de med., 1881, 1 vol. in-8.

LAENNEC. — Auscultation, 4e édit. Asselin, édit. Paris, 1879.

FRIEDER-LAFONT. — Essai sur l'équitation. Thèse de Montpellier, XII, in-4.

LAISNÉ. — Gymnastique pratique. Paris, 1844. Préface de M. Barthélemy Saint-Hilaire, in-8.

LAVERAN. — Contribution à l'étude de la tubercul. aiguë, in Recueils de mémoires de méd. milit., 1873.

LAYET. — Etude sur le corset. Thèse de Paris, 1827.

LEBERT. — Actes du Congrès international de Paris.

—   De la pneumonie disséminée chronique et des tub. pul. Gazette méd. de Paris, 1867.

LÉPINE. — De la pneumonie caséeuse. Thèse de concours, 1872.

Alph. LEROY. — Médecine naturelle ou l'art d'élever et de conserver les enfants. Paris, 1830, in-8.

LEUDET. — Thèse de Paris, 1851.

Michel LÉVY. — Bulletin Académie de médecine, 1843.

LOMBARD (de Genève). — Annales d'hygiène, 1834, t. VI et t. XI.

Ch. LONDE. — Gymnastique médicale, 1821.

LORAIN. — Art. *Age*, in Nouveau Dictionn. de méd. prat., t. I, 1864.

PROSPER-LUCAS. — De l'hérédité naturelle. Paris, 1821.

LUGOL. — De l'adolescence considérée comme cause de plusieurs maladies. Thèse de Paris, 1812.

MAGITOT. — Du développement et de la structure des dents. Paris, 1857. Thèse inaugurale.

MANDL. — Hygiène de la voix parlée ou chantée. Paris, 1876, in-8.

MÉDING. — De la gymnastique médicale suédoise. Système Lind. Gaz. heb., 1862. nos 13, 25, 28.

MÉESEN. — De la phthisie pulmonaire. Gand, 1846.

MÉRAT. — Maladies des artisans. Diction. des sciences méd., t. XXXIII, 1818. Art. *Professions*.

METZQUER. — Etudes cliniques sur la phthisie galopante. Paris, 1874.

MONNERET. — Pathologie interne.

MONTFALCON. — Art. *Natation*, in Diction. des scien. méd., t. XXXV, 1819.

GUENEAU DE MUSSY. — Causes et traitement de la phthisie pulmonaire. Leçons cliniques, 1860.

—   Observations de phthisie latente. Gazette hebdom., 1871.

NIEMEYER. — Leçons cliniques sur la phthisie pulmonaire.

PATISSIER. — Traité des maladies des artisans. Paris, 1822.

FITZ-PATRICK. — Considérations sur l'exercice du cheval employé comme moyen hygiénique et thérapeutique. Paris, 1836, in-8.

CONSTANTIN PAUL. — Conférences cliniques sur la phthisie. Gazette des hôpitaux, 1871.

—   Confér. cliniq. sur la phthisie. Eodem loco, 1872.

PAZ. — La Gymnastique raisonnée. Paris, 1880, in-8.

PERROUX. — De la tuberculose. Paris, 1861.

PERROUX. — De la mort subite chez les phthisiques. Lyon médical, 1871.

M. PETER. — De la tuberculisation en général. Thèse de concours, 1866.

—   Leçons cliniques, t. II, 1879.

PICHERY — Le gymnaste médecin. Education du corps. Paris, 1855, in-8.

—   Le gymnaste médecin. Le gymnase de chambre. Paris, 1857.

PIDOUX. — Etudes générales et pratiques sur la phthisie. Paris, 1873.

—   De la phthisie, 1874.

PIERRON. — Dissertation sur l'équitation. Thèse de Strasbourg, 1825.

PIETRA SANTA. — La phthisie, 1873.

POUILLET. — Onanisme chez la femme. Paris, 1876.

PRADEL. — Quelques considérations sur l'hygiène de la jeunesse Amour et onanisme. Paris, 1875.

DE QUATREFAGES. — Art. *Races.* Dictionn. encyclop. des sciences méd.

RABINOWITCZ. — La médecine du Talmud. Paris, 1879.

R. RÉGNIER. — Maladies de croissance. Thèse de Paris, 1860.

P.-E. REMY. — Dissertation sur la danse. Thèse de Paris, 1824.

RÉVEILLÉ-PARISE. — Hygiène du corset, in Gazette médicale de Paris, 2e série, t. IX et X, 1841-42.

REVILLOD. — De la phthisie. Thèse de Paris, 1865.

REY. — Thèse de Paris, 1862.

—   Art. *Géographie médicale*, in Diction. encyclop. des sciences méd., 1872.

RIDER. — Etude médicale sur l'équitation. Annales d'hygiène, 2e série 1870, t. XXXIV.

ROCHARD. — Mémoires à l'Académie de médecine, XX.

—   Art. *Climat*, in Nouveau Diction. de méd. et de chir. prat., t. VIII. Paris, 1868.

De Rochas. — Art. *Mulâtres*, in Dictionnaire encyclopéd. des sciences médicales.

H. Roger — Recherches cliniques sur les maladies des enfants, t. I. Paris, 1872.

Rufz. — Etudes sur la phthisie pulmonaire à la Martinique. Bulletin de l'Acad. de méd. Paris, t. VII, 1841-42.

François Sabatier. — Les exercices du corps chez les anciens, etc. Châlons-sur-Marne, 1772, 2 vol. in-12.

L.-A. Segond. — Hygiène du chanteur. Influence du chant sur l'économie animale.

Sélignac. — Des rapprochements sexuels daus leurs rapports étiologiques avec les maladies. Thèse Paris, 1861.

Tissot. — L'Onanisme. Louvain, 1700.

Tribe. — Thèse de Montpellier, 1843.

Trousseau — Des cas dans lesquels il convient de guérir les gourmes. Journal des Connaissances médico-chirurgicales, juillet 1842, t. X, p. 1, et Journal de méd., octobre 1845, p. 289.

Vialette. — Thèse de Montpellier, 1866.

Vicary. — Essai sur l'équitation considérée sous les rapports hygiéniq. et thérapeutiq. Thèse Montpellier, 1827.

Vigouroux. — Thèse de Paris, 1858.

Villemin. — Du tubercule. Paris, 1861.

— De la prophylaxie de la phthisie pulmonaire. Union médicale, 1868.

— Etudes sur la tuberculose. Paris, 1869.

— De la propagation de la phthisie pulmonaire. Gazette hebdomadaire. Paris, 1869.

Virchow. — Pathologie cellulaire. Trad. Picard. Paris, 1861.

Virey. — Art. *Coït*, in Dictionn. des sciences méd., 1813, t. V.

Zimmermann. — Aperçu sur la gymnastique suédoise. Paris, 1868, in-8.

TABLE DES MATIÈRES

Paris. — Typ. A. Parent, A. Davy, succr, rue Monsieur-le-Prince, 31.

ERRATA

BIBLIOTHÈQUE NATIONALE — R. F. — IMPRIMÉS

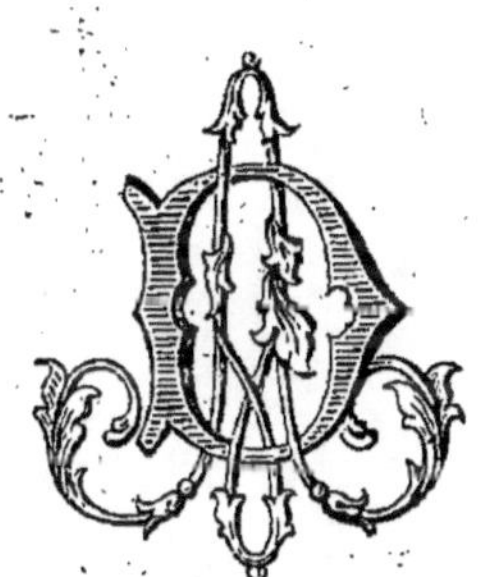

www.ingramcontent.com/pod-product-compliance
Lightning Source LLC
LaVergne TN
LVHW020106060726
842526LV00004B/1018